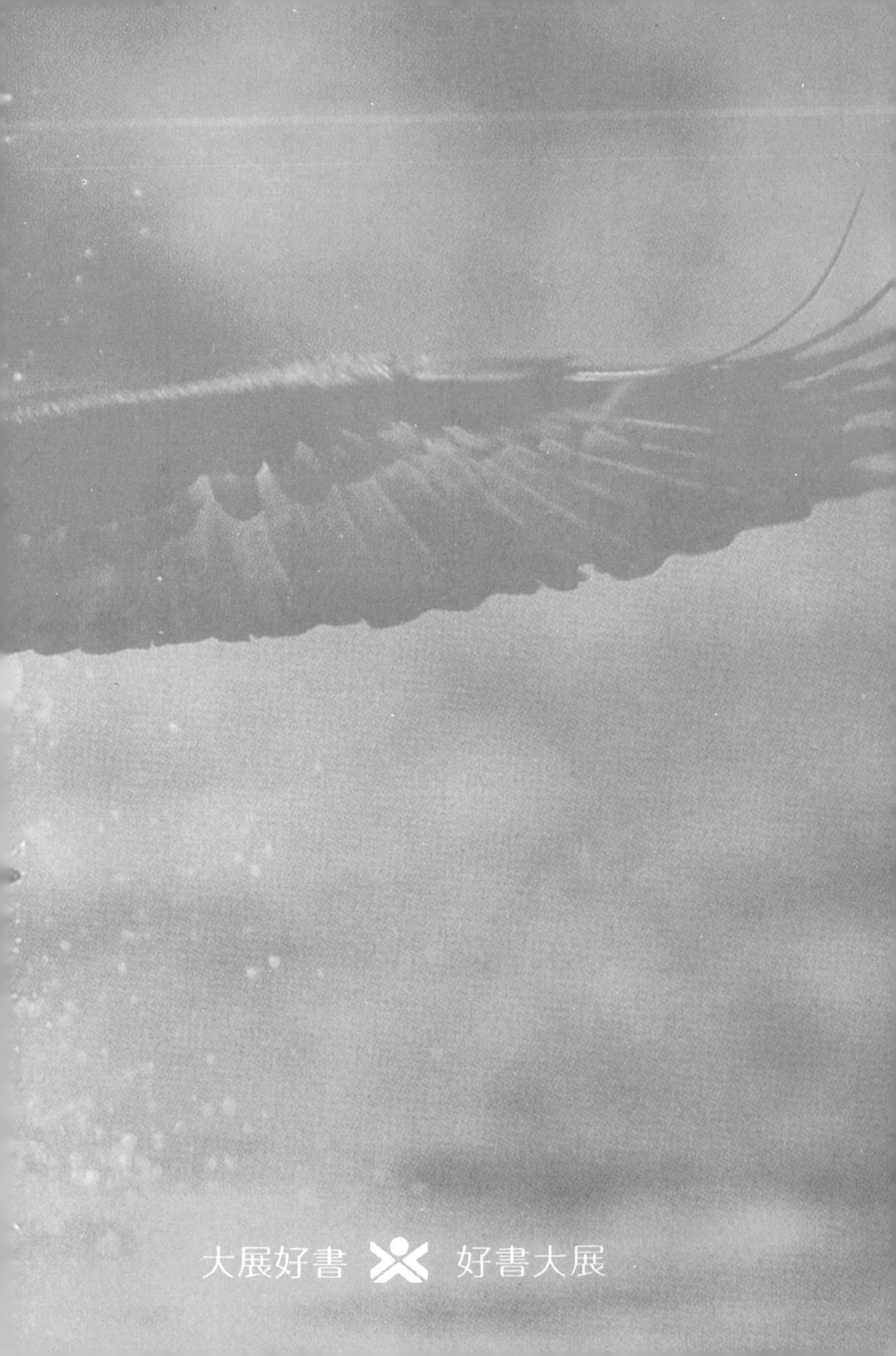
大展好書 好書大展

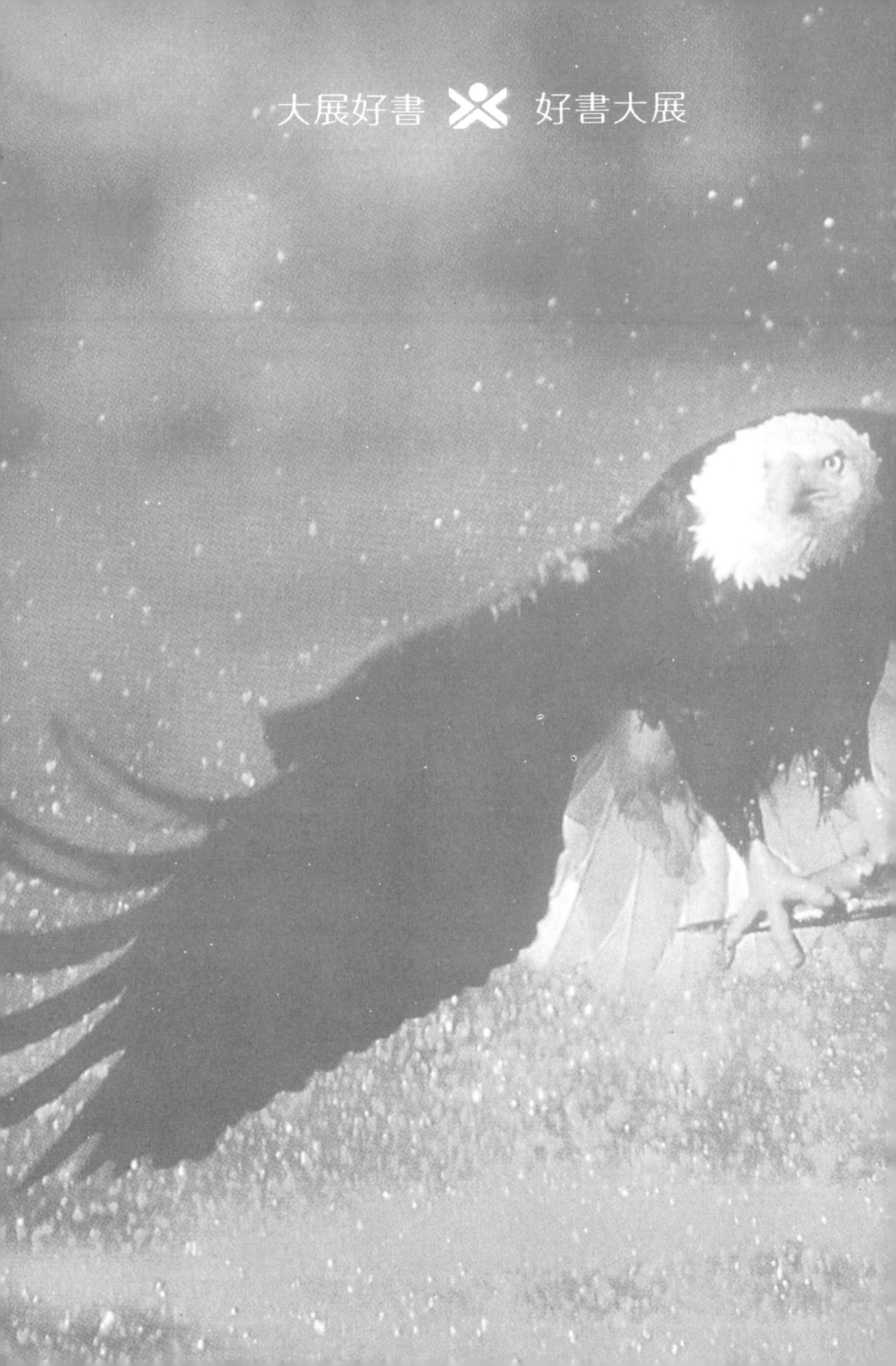
大展好書 好書大展

家庭醫學保健

70

「腳」萬病之源

阿部幼子／著
阿部真己／技術指導
陳 蒼 杰／譯

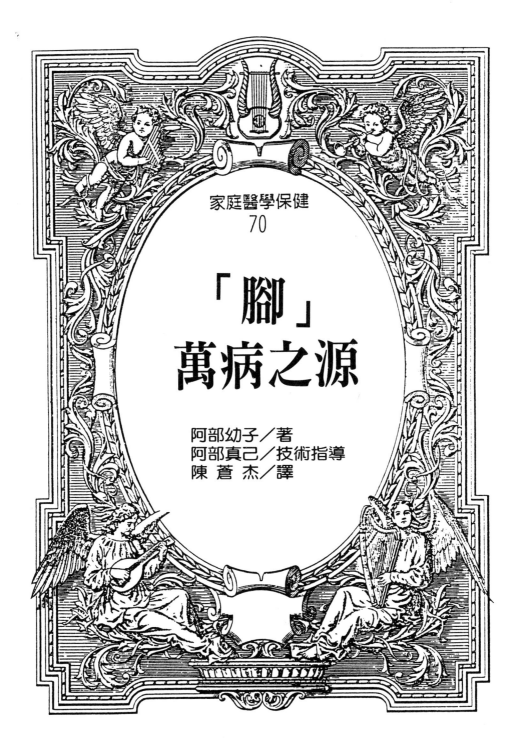

序　言

根據筆者自身經驗，我想告訴各位讀者。

「在有生之年，請多用腳走路。」

提到了健康法，人們容易連想到那是生病者才需要的，其實預防勝於一切。

而我所要提倡的「腳底按摩健康法」，小自嬰幼兒大到高齡老人，無論是小學生、高中生均可通用的健康法。

俗話說：「疲勞或生病，腳最先知道。」「老化以腳開始」等真是名副其實，自古眾所周知腳為健康生活的指標，但在邁入二十一世紀現代化的社會時，要在日常生活中鍛鍊腳力的機會沒想到大大遞減，任由腳日趨老化。

人們為了追求舒適的生活所創造出，包括冷暖氣、交通工具、飲食生活等的文化，看來已模糊了對於支撐身體體重的腳的意識，也忘了腳原本應發揮的功能。

日本於一九九七年把成人病改為生活習慣病，而開始引起人們的注意，同時還質疑到心臟病、高血壓、糖尿病以及死亡率極高的癌症等等的病症，是否在渡過每天不輕心的生活中所引發的。在其背後還有過濃的調味、極度的甜辣、攝取食品數目的不均衡、加工食品的增加、外食等，連小孩莫不成為生活習慣病的後補人選之事實，令人心生恐懼。

食品在街上大肆氾濫，這是一個飽食終日的時代，我們更不應該忘了「自己的健康由自己維護」之意識。然西醫的發展非常進步，也自有其必要性，但若在日常生活中對於外傷、病症的治療方法，動輒上醫院或打針吃藥之依存型的話，就值得商榷。因此，最重要的是預防勝於治療，避免生病，或形成不易生病的身體為要。

一般說來二十一世紀將進入自身的健康由自己維護的「自我控制的時代」，一方面在我們被要求重新改善生活習慣的同時，另一方面自己努力實踐自身可採取的自衛方法。

本書中所介紹腳的健康方法，即是要正視從觀察腳所出現之變化而查覺出體內的異常，提高容易衰弱的自我治癒力和免疫力，促進全身功能的活潑化，有助於創造不易生病的身體，也就是持之以恆地維護，可使預防法變成治療法。

像最近超人氣的瑜伽也開始教人注意腳的重要性。而人的腳底（正確地說從大腿到腳指尖為止）也被說成「人體健康的縮圖」，且和大腦、胃、肝臟等的臟器密切有關。

而我所說的「腳底按摩健康法」，即是「推拿」腳部改善相關連器官的氣、血、水之循環，使其功能正常化為目的。

例如：胃不好時，在位於腳底和胃有反射性連繫之部位會疼痛、起疙瘩、或起顏色的變化。至於推拿的目的是要治療此一部位，反過來說也可以由疼痛、疙瘩來找出病因。

這些種種的症例，莫不是靠著在全世界中實踐的「吳神父健康法」（請參看一七七頁）來誘導治癒的，只要正確地理解身體結構、注目於主宰自然界的法則，人人均能了解這個健康法，他既非奇蹟，也絕非偶然。

再說現代醫學已開始關心了，且他又有助於身心調和和精神安定，在克服現代病中已佔有一席之地。

這是任誰均可隨時隨地簡單作的方法，健康人當然不必多說，連生病者也可實踐之。把腳的維護視同每日須作的刷牙、洗腳，或上理髮院、美容院等一般即可。

也許有人會說：他從來沒有仔細看過腳底、也不曾觸碰過，如今要把那樣子的腳顯現在別人眼前有些不情願。但是我必須再次強調：不分男女、不問年齡，大多數的人的腳有著種種的毛病，我們必須認清此一事實。

腳是身體健康的鏡子，也是健康檢查機構中的醫生和護士。

為了充實今日的生活，也為了渡過今後的歲月，儘可能維護身體健康、加深對腳的意識，養成預防勝於治療的習慣。

目錄

第1章　腳的污穢和變形是萬病之因

第2章

腳底按摩好處多多

第3章 以症狀別來進行腳底按摩健康法

第4章 「腳底按摩健康法」的歷史背景和其原理

第5章 如何死得安樂

第1章

腳的污穢和變形是萬病之因

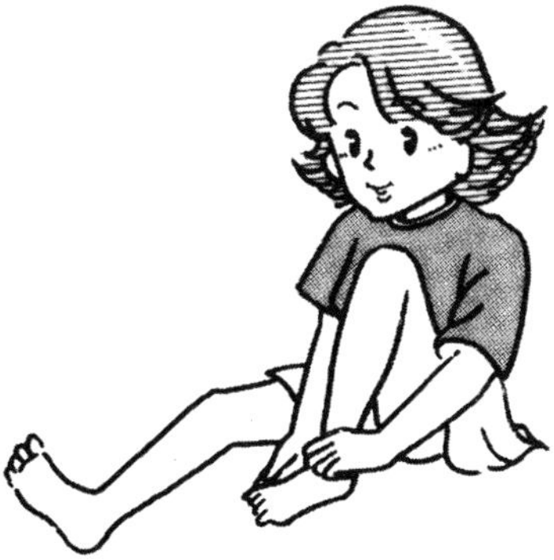

你曾看過或觸碰過自己的腳？

如果有人要你張開手心給他看？相信你二話不說，馬上把手展現給他人看，因爲大家會認爲手相可以占卜未來而成爲人生的縮圖，幾乎所有人都曾在不輕心中或者很仔細地看過自己的手心。

那麼，對於腳底又是如何？我想應該不會考慮給別人看吧！除非刻意想到，不然在日常生活中，幾乎不會有機會看它。

請問你爲什麼不仔細看看腳呢？可能是因爲那是人的眼睛看不到的部份所致。如果臉上有濕疹或冒出黑斑，你會很介意；反之腳上若有水泡、繭皮、痣，人們大多不會介意。

再說，一整天穿著鞋子走路，當脫下襪子，撲鼻的腳臭味真是不好聞。然而並不限於男性，最近連女性也有問題，而有「不好啓齒」的腳臭的人非常多。

話又說回來，很少有人仔細看過自己的腳底，這主要是說不重視腳的人們比比皆是。如果只有在洗澡時，把腳洗乾淨即可的想法，就稍微有問題了。

腳是身體的縮圖

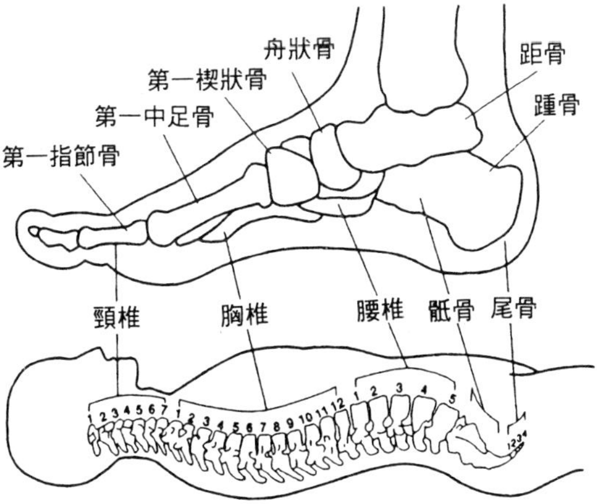

各位並不知道腳才是正確顯示自己健康的部份，當你使用肥皂把腳洗乾淨時，只是擦拭表面而已並無多大意義。而我所說的腳的污穢，是指在皮膚的內側。

在按摩腳底後，會有些部位出其意料地疼痛，你若不相信，不妨試試看，恐怕沒有一個人敢說，無論按摩腳底那一部位都不會痛。

即使有人說：「毫無疑問地，我對我的健康有自信。」這種人，如果你觸碰他的腳，你會發現他的腳光滑細嫩有如嬰兒般的彈性，既柔軟又沒有臭味，但是這種人非常少見。大多數的人只要仔細碰觸腳部之後，都會發現有僵硬部份，或是有不正常的觸感。而疼痛的感覺因人而異，有人是陣陣地疼痛，有人是刺痛，但在接受我的觸診時，大多是以發出慘叫聲的大喊「停手吧！」的人居多。

產生如此疼痛的原因，是在體內積存不要的廢物所致，關於廢物，容後在第二章詳加說明，但是此廢物容易積存於接近地面的腳，而人是使用二支腳行走的，又跟重力及地心引力的定律有關。

腳，可以說是手相所望塵莫及的，它能忠實地、確實地反映出一個人的健康情況。換句話說，腳會提出身體上所有的病訴，可見腳是「健康的指標」。

任誰都會每日刷牙、洗臉、擦髮油常保身體潔淨，但是，你會像化妝、上理髮院、美容院般的定期保養腳部嗎？

首先請仔細觀察你的腳，從腳底、腳背、腳踝到大腿為止。

腳能反映自己的過去、現去、未來

我擔任台灣「足心道」研究指導家的官有謀先生的助手，長年以來，看過好幾萬人的腳，我幫助官先生和其他人一起觀察和按摩腳部，我一向參與台灣和馬來西亞的研討會，還參加每二年一次的世界大會，並致力於推廣「吳神父健康法」使其普及化，如今當我初次看到一個人的腳的同時，即可看出那個人某程度的症狀。

此一事實代表著不須經過檢查，或煩人的下處方，還有無痛診斷的可能性。而且對於現在的症狀自是不必多說，還可大致上推測那人生過什麼病，受過什麼傷，均可一一道出，可見腳是老老實實的見證人。

腳，可以忠實地反映一個人的現在、過去、未來。例如，你的脊椎尾骨曾受傷過，或在嬰兒時期頭部受創過，連你本身早已忘得一乾二淨之事，均令你一一回想起來。

可見腳大出你意料之外，塡滿了各種的要素。在今日風行一時的回憶錄中，有某一程度上可以加油添醋一番，但這一切是瞞不過洞悉一切的腳。

現在，請你仔細觀察你的腳，如果會疼痛的話，這應驗了一個人「從腳部開始衰老」之教條，這也意味著開始老化。同時傳達出將來「你可能會無法走動」的訊息，你不是癱瘓在床，就是攸關生死之嚴重事態。

首先觸碰一下你的腳，向健康邁進第一步吧！

不可輕忽水泡、繭皮、雞眼

腳跟臉、手相一樣，也各自擁有不同的腳相。

首先是腳的顏色，有人呈現出潔淨的膚色，有人是稍微紅腫的感覺，還有人的腳白白的，好像撒過粉似的感覺等，不一而足。又人人一看就知道腳很柔軟，或者乍看之下腳的角質硬化僵固等，光是用看的就有如此多的差異，但實際上觸碰時因人而有天壤之差。

而令人意外的是，人們的腳上冒水泡、起繭皮、長雞眼、有黑痣、得香港腳比比皆是，不是嗎？因爲人們喜歡一直穿相同的鞋，於是冒出水泡，在不知不覺中形成黑痣。

不僅是上班族，最近連女性罹患香港腳也日益增加，雖然採取適當處置，不過這一切和自己的健康有密切關係，卻不太爲人所知。

也許各位以爲區區水泡、黑痣而已，而不肯相信其嚴重性，其實他們跟身體中的內臟、消化器官密切有關。只是得了香港腳而已，竟然跟「腎臟系統不好」扯上關係，換句話說，腎臟系統先天有問題，因此後天才容易罹患香港腳。

例如，在嬰兒時期沒有黑痣、水泡、繭皮等，待日後才形成者，大都是身體顯現出症狀，也是身體某一疾病亮起紅燈。

譬如：當我在「無意中發現腳長水泡」時，我會把他認爲是「開始要生病」的一件恐怖大事。但事實上，大多數的人根本不屑一顧……。

其他諸如：顏色、僵硬、臭味、冷熱的溫度、腳指彎曲、腳指尖長鎚狀肉塊（Hammer Tor），以及腳背高出、腳趾外翻等的變形，均不可輕忽。

雖然男性也有腳趾外翻，但以女性居多，因爲女性喜愛穿高跟鞋而引發此一病症。腳的大拇趾朝小指處彎曲，嚴重者因爲骨骼變形而壓迫到神經，常痛楚萬分。

當我們眼見一名魅力十足、身材有如模特兒般完美的女性時，想不到一看她的腳卻大失所望，再加上她的身體處處是病，又何必爲愛美而受苦呢？真是雙重的打擊啊！

請問你最親愛的家人、親朋、好友、戀人的身體有無大礙呢？真正的健康不在外表，務必從內在好好的維護才是。

哭泣的腳——扁平足

我們常聽到「扁平足」這個名詞，也常聽到有些媽媽嘆氣地說：「我家的孩子因爲是扁平足，所以走路好慢喲！」你可能並不知道扁平足還分二種呢？

一種是繼承雙親血脈、遺傳所引起的，另一種則是多方受到環境的影響，同時也是後天因素形成的，有很多人自以爲他的扁平足是遺傳所致，其實並不竟然。

原來與生俱有的扁平足少之又少。當腳底的骨骼隨年齡增長時，會逐漸形成拱門型，而造成堅固的骨架。

但後天所長成的扁平足的起因，是骨骼雖保持了拱門型，但在拱門型的底下卻積存尿酸、乳酸的廢物而形成把腳底壓平的狀態。像這種的扁平足按其腳底心會發現外側軟綿綿的，若進一步再按的話，會感覺異樣的僵硬。簡單地說，先天的和後天的扁平足，其性質完全不同。

距今大約五十年之前，遺傳到扁平足之人，在一百人中才有一人的比例，但根據統計，在現代每一百人中有接近四十、五十人得到扁平足，而且此比例隨年齡下降，其機率更高，真是頗令人吃驚的現狀。

何以致此呢？其形成的背景包括成長的環境、飲食生活等每天生活在急遽變化中所致。以前的馬路不是沙石路面，就是小沙礫路面居多，大多數的孩子不是在爬樹，就是在大自然中嬉戲而長大的。

反觀今日，道路大半被舖成柏油路面，在都市裡連校園內也看不到沙土。此外人行步道或方便的電扶梯充斥於街道上，進一步減少使用雙腳的機會。再說孩子們除了上學之外，還要上補習班、才藝班等學這學那的十分忙碌，偶爾有空在家也是電動打個不停。

但最主要因素，不只是不再使用雙腳。急遽的飲食生活變化，也帶給身體不良的影響。日常氾濫的小吃、糕點、速食食品，摻入添加物的各種加工食品。從上述的食品中孳生的廢物，沒有排出而積存於腳部。可見現代人具有生活環境和飲食生活雙重變化而造成扁平足的危險性。

扁平足，不但使本人容易疲勞，又因為腳心積存尿酸、乳酸而壓迫到那裡的神經，使相關那一區的部位開始生病。

在腳心的部位名稱，相當於將要說明的「反射區」之⑳，此地叫作「腹腔神經叢」是司掌神經的部位，即使不會構成重大疾病之一環，至少也跟心焦氣急有關，換句流行術語，跟易怒發飆心態有關連。

最近的年輕人增加了許多採取突如其來驚人舉動或捲入是非中的例子。我認為這跟腳底的狀況有關，如此說一點也不為過。現今在幼稚園中有扁平足的孩子非常多，這也帶給將來一大隱憂。

奉勸各位務必認識到刺激腳底的重要性，當嬰幼兒時要儘量讓他們赤腳走路，才是應有的設想。至於後天得到扁平足的人，現在開始為時不晚，務必好好按摩腳部，把廢物排出體外，每天持之以恆地按摩，可使腳心漸漸凹入形成拱門型。

如果扁平足的問題獲得解決的話，意味著有關內臟和消化器系統的症狀已經改善了。此外關於神經系統心理的部份也消除了。因此你若覺得每天的心情鬱鬱寡歡，更應好好地按摩雙腳。

現代人的腳被鞋子糟蹋了

原來人的腳各個不同，但市面出售的鞋子卻以二三公分、二三·五公分等固定的尺寸販售，頂多有表示寬度的E或EE而已。而且基本上以重視流行性、時髦性來製造，因此，有許多人苦惱於買不到合適的鞋子。

提到流行性，不知道從那一個時代開始在女性的鞋子中不可欠缺的是高跟鞋。他的特徵是鞋跟很高，使腳踝看起來纖細，而且可把整支腳拉長變得更美，但長時間穿上他，會使身體承受意料不到的負擔。

我們常說：「腳爲第二個心臟」，腳的任務是有如幫浦般把心臟送來的血液，再度送回心臟。穿上高跟鞋，腳尖長時間被束緊住的後果，是腳指尖的血液循環不良，呈現缺氧的狀態，血液無法送回心臟，常令心情惡劣，引發頭痛。

像拇趾外翻大多也是穿高跟鞋引起的，兩腳的變形也充分有可能會影響到女性的機能。因爲鞋跟高的鞋子使人的重心轉移到腳尖，而採取前傾的姿勢，結果子宮經常受到壓迫，血液的循環不良，漸漸地子宮變冷，甚至是造成生理痛、子宮肌瘤的原因之一。

子宮進一步受到壓迫時，在婚後很難受孕，而且好不容易生下孩子的體質也很虛弱，問題叢生。

最近在年輕女性之間流行穿很高的麵包鞋，眼見她們走路維艱，很不靈活，但願此股熱潮早日結束。因爲好不容易造成的拱門型骨骼，卻不斷在變形中，因此慎選鞋子爲要。

雖然如此，但大家好像對於鞋子糟蹋了腳的拱門型，成爲妨礙腳成長的要因，似乎沒有危機感。在孩童時代減少赤腳走路，忽略了鍛鍊腳部，不但無法形成拱門型，也不能排出積存腳底的廢物，在腳趾的關節上到處是繭皮而硬化，進而引來腳的變形或是扁平足。

那麼，該穿什麼樣的鞋呢？例如木履、草鞋類才好。

從母女間看到的老化程度

截至目前，我見過許多不同職業和年齡的人的腳，其中有好幾次是母女結伴一起來的。

各位可能會以爲既然是母親，通常年齡較大，又生過小孩，關於她的腳的老化程度一定會……。

但事實上有許多例子未必竟然，針對母親腳的性質而言，其質地非常好，也很少變形。反觀其十、二十歲層的女兒的腳，只要經過一推一拿，大聲喊痛者居多，而且腳的質地呈現出相當差的狀態。

由此證明，前述的成長環境和飲食生活所反映出的證據。跟母親那一時代相比之下，女兒一大早吃火腿、香腸等，也吃入數量相當多的酸性食品，放學回家的途中去速食店的機會也不少。

結果造成酸性的體質，腳部呈現僵硬的狀態，形成粘稠般油質類型的腳，而油質類型的腳是成為癌症、糖尿病、生活習慣病的原因。乍看其肌膚還年輕，想不到現代的年輕人受到環境的影響而造成易得生活習慣病的腳。

若站在此一觀點來看腳的「老化」，很難以年齡為基準，拿母親五十歲的腳，跟女兒將來五十歲時的腳的皮膚老化程度相比，保證相去甚遠。

所以，我們可說已進入愈年輕的腳，愈是有病的可怕時代了。

形成粗腳、大膝蓋的原因

女性衆多煩惱之一的是粗腳、大膝蓋。而且不限於年齡大的女性，最近連高中女生也常見此現象。

有著跟臉和體型相比之下大腿異常粗，或者膝蓋特別大的人，其原因之一是廢物無法從體內排淨，因爲過著便利的生活，結果欠缺運動導致循環機能不良，所有毛病均積存於腳部。

如果膝蓋變大的話，相對地膝關節須承受負擔而伴隨疼痛，由於疼痛就更加懶得動。結果裡面積存水份，形成非定期抽水不可的惡性循環。

結果這個人的行動範圍將狹化，其人生也跟著改變，而暗淡無光也是十分有可能的。

生活的基本是儘可能精神充沛地多走路。像高中生的「粗腳」都是由運動不足和飲食生活所招致的。他們距離纖細修長的腳的印象太遙遠了。

還有一種與其說是太胖，不如說是酪梨型的身材，比起上半身，下半身大的不成比例的人逐漸增多。在數年後會形成種種禍害，慢慢侵襲到她們，這是非常可怕的現象。

你的腳有沒有問題呢？

第2章

腳底按摩好處多多

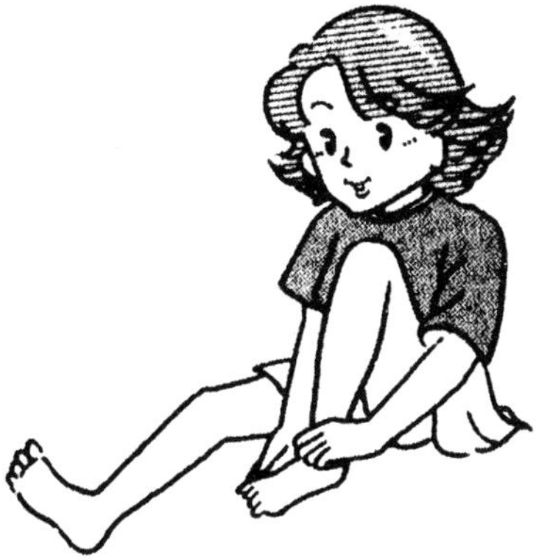

健康的秘密隱藏於腳部

談到此，各位應該知道腳和人的健康有著密切關係，其中一大理由是眾所周知的「血液循環」。

心臟每一分鐘周而復始地作大約七十二次的收縮、擴張運動，把六千cc的血液送到全身，此一份量相當於三十瓶以上的牛奶瓶，並把他們送到身體的每一角落。

從「心臟」幫浦所噴出之血液，一方有如噴水般的衝向頭頂，另一方朝腳尖，借助地心引力而順利下降。但問題是，下降到腳尖的血液還須回到心臟，體內的血液下降容易，但很難流向到上面去。

所以最接近地面，且離心臟最遠的腳，血液循環經常不良，因此在身體末端的腳中的血液，想要搬運氧氣和營養也很難。

來到腳尖的血液要再度往上流，需要像心臟借助於反覆收縮、舒張而往全身送出血液的力量，此時擔任這項任務的，正是腳底。

當一個人在走路時，腳底受到不少刺激，等於促進滯留於腳底的血液之循環。

話說「腳爲第二個心臟」，即使是睡著了，血液也持續在循環，也就是說，爲了更活潑化而想維持健康的身體，就應使用腳底多走路，加以鍛鍊不是嗎？

萬一無法使第二個心臟的腳，活潑地起作用的後果會如何呢？後果是不但無法把氧氣和營養運來，而且連進餐後所造成的排泄物也難以搬走。其結果是尿酸、乳酸等的廢物滯留於體內，堆成垃圾山，棄之於身體末端的腳。

受到愈來愈多污染的血液，容易滯留在離心臟最遠的腳底，且動不動就阻塞。所謂的血管易阻塞，是說其影響所及使體內的臟器和器官遲早會有不良影響。

當碰觸腳底時有塊狀的觸感和疼痛，正是體內產生不良影響之證明。

很多人在實際碰觸腳底時才嚇一大跳，但是，根據我長年的經驗一眼即可知道那人身體的大致狀態，雖然第一的心臟從外表看不到，但是第二個的心臟的腳，自己可以親眼確認，當然是更正確不過。

腳是身體的感應器。何謂「反射區」？

提到腳的重要性，因爲人體共有七處的神經集中點，其中的一處就是腳，而且在腳上共有六十四個反射區，正好核對身體的各個器官（包括臟器在內）有無發揮正常的功能，它是優越的感應器。

簡單地說，腳是「身體的縮圖」，它擁有和胃、腎臟等的臟器、眼睛、耳鼻的器官等的相對各部位密切反應關係，此一部位叫作「反射區」，但並不是叫女經絡或縱橫交接點〔經穴（穴道）〕，卻是連經穴的四周都包含在內。

此一反射區會反射出相關連的器官和部位的好和壞，把沈澱的廢物向反射區引起變化和壓力而帶給內臟、器官負擔，不久即會形成病因而反射出來。

我的健康法即是透過按摩腳底的反射區，連帶刺激它的四周，把積存的堅硬廢物揉軟，進而由微血管吸收廢物再排出體外，以促進和維護健康。

只要能趁早掌握感應器所發出的警訊，而從事於按摩腳底的動作，防止病症於未然，也有不再使病情惡化的效果。

一般會解釋那即是穴道和經絡，但事實上並沒有非得觸中一要點，否則即無效之說法。

本健康法的一大目的是藉由刺激周圍一帶來改善血液循環，過濾出長期滯留在人體中有害的廢物，使血液淨化，把有害物質連同尿一起排出體外，並使排泄功能活性化。

此爲我的健康法和一般穴道療法不同之處。

腳底按摩健康法的優點

人體中共有四百以上的經穴（穴道），其集中點四散，包括：頭、兩耳、臉、鼻、雙手、整個膝蓋，從膝下到腳尖爲止的七處，只要以任何方法刺激這七處，均有效果，但頭、耳的部位必須要有專業知識，特殊技術才行，否則會有顏面痲痺之慮，因此不可輕嚐。

關於這點，在利用腳部反射區之健康法上，不但自己能親眼看到，又遠離心臟等各個器官，所以沒有引發後遺症之顧慮，更沒有副作用，令人十分放心。

其優點包括安全性、速效性，手續簡單、隨處可作，還可查覺出誘導腳的變化之效果，我們可能再也無法找出比此法更適合的方法。

而且更重要的是，腳的反射區和人體構造配合得天衣無縫，簡直可說腳爲人體的縮圖。（參看十七頁）

若能把腳底按摩融入日常生活之中，我敢充滿自信地說，這將有利於預防疾病和提升自我治癒力。

合理反射區的位置

腳部擁有許多不可思議的力量，到目前為止，我們已解明腳部共有六十四個「反射區」之多。

只要看了反射區的圖表即可一目瞭然，他不止存在於腳底，也廣泛地分佈在腳背、腳的內側、外側等部位。其最大特徵是它的部位都相當合理。

例如：生殖腺的反射區在腳跟，只要一走路，此區就會受到強烈的刺激，使原本的生殖腺活性化，這和繁衍後代息息相關。想不到現代人穿上硬鞋或高跟鞋，走在柏油路面和水泥地上，使生殖腺無法受到刺激，不要說繁衍後代，我看連懷孕都很困難，真是令人憂心不已。

男性的情況也相同，因此，根本沒有必要依賴男性功能恢復藥，花如此多的冤枉錢，不如實踐腳底的刺激，保證十分管用。

根據許多的臨床報告，鼓勵一些夫妻生活不夠圓滿的中老年夫婦，每天按摩腳部，在互相按摩腳底一段時間之後，尊敬之念油然而生，終於克服了倦怠期。

那麼消化器的情況又是如何呢？其反射區的正中央即是腳心處，這是走路時無法立刻受到刺激的部位。因爲在進餐後爲了幫助消化，血液會聚集於胃部四周。所以用餐後不可立刻去刺激此處。

但即使進餐後立即去散步，只要不刺激腳心的此一部位即無此顧慮，因此此一反射法不是非常合理嗎？凡是注重健康、愛穿健康拖鞋者，只要在飯後稍加注意，否則也有危害自己健康之慮，不得不小心。

此一反射區是會分別完成在各臟器、各器官任務之合理的位置。因此按摩腳底的此一部位，就可直接向臟器、器官起作用，有助於改善和預防之效。

全家實際體驗腳底按摩的效果

下面介紹我親身的經驗談，我在國小四年級時，曾於下雪路上跌倒過，把脊椎尾骨撞彎了，爲此脊椎無力、怕冷、低血壓、肩膀酸痛、容易疲勞、常有倦怠感。

但自從我遇到來自台灣努力推動腳底按摩健康法，並使其普及化的官先生，還成爲其助理之後，我實際上親自實行此一健康法，很快地以前的症狀都緩和了，而這些林林總總的症狀我連想都沒有想過，均是在二十年前脊椎尾骨受傷所形成的。

大約有半年時間，我每天陪同官先生到處演講，從事推廣等一連串的活動，但在體力上完全不覺得苦，等工作告一段落後仍是精力充沛，可以再度面對人群。以前每兩個月會發作一次嚴重的頭痛，令我痛不欲生，如今也不藥而癒了。

以前每到夏天都要穿上襪子的我，如今在冬天打赤腳也無所謂。

在以前不管我作什麼事都手腳冰冷，體力和精力均不濟，自從明白此一道理之後常怨嘆：「要不是脊椎尾骨受傷，今日也不須如此受苦……。」連心情也大受影響，自從繼續腳底按摩之後，別人看到我均說我在精神上變得很堅強，也很開朗。如今回顧過去我的世界太狹隘了而後悔不已。

我還常得到感冒，以前每當病毒入侵體內，一會兒不是腹痛，就是關節痛，要煞費苦心才治好疾病，現在只有鼻子癢癢地打噴嚏的程度而已就沒事了。

此一現象代表淋巴球起了作用，變成身體在鼻、喉等處有反應，而感冒到了鼻子的部份即被壓抑住。

我家人的情況也是如此，像我家的老三在五歲時因車禍受傷住院，也跟我以前一樣有著「無力感」。

後來接觸腳底按摩健康法的我，不管每天晚上多晚回家，一定持之以恆地幫老三按摩。說到人的腳有各式各樣，有柔軟的腳、僵硬的腳、多汗的腳、乾燥的，至於我家老三的腳是又冷又油，彷彿沾油一般，用手一推跟輪胎一樣的硬，手指還會有反彈的感覺。

過了大約三個月之後，兒子跟我說：「我的腳變得這麼柔軟，好像不是自己的腳。」

有人的腳是慢慢地柔軟，但兒子的情況卻是很快地就軟了，其反應的方式因人而異。

從此我家老三不再頭暈目眩，以前所飽受痛苦的症狀均消失了，而變得精神百倍，行動範圍也擴大許多。

我本身如此，在我親人身上得到的印證也如此，使我重新體驗到腳底按摩健康法的了不起。

從後遺症中解脫出的例子

有一名女子在她二十八歲那年懷孕期中，開始被嚴重的頭痛所襲擊，到醫院接受斷層掃描及MR等的檢查，結果發現腦中有血塊，立即動手術把血塊取出。出院後，那名女子偕其母一起來找我，她動過手術卻沒有根本消除頭痛之因。我很快地替她檢查腳，這才發現還有好幾處的毛病。

我問其母：「妳的女兒在小時候頭部曾經撞過嗎？」

其母回答：「她在小時候曾從鞦韆上跌落下來撞到頭。」

一般小孩子常會在無意中撞到頭，然而在撞頭後五、十分鐘後，腳就會形成凝塊，只要母親本身直接去觸摸一下即可發覺。

此時母親應該利用洗澡，或看電視的時候替孩子按摩腳部。

孩子是不會騙人的，如果不痛的話，按摩腳是很舒服的，萬一會痛他馬上把腳縮回去，那就是受到撞擊的證據，因此要儘量替他每日按摩腳底才有效果。

之前提到的女子很高興地來跟我報告說，不久之後她終於從頭痛中解放出來。

另外，還有一個類似的例子，有一男子前來找我，他因車禍開刀已出院，但每遇陰天即會頭痛，心情沈悶無法上班。

我查看他的腳時，發現他的腳拇趾上有一片淡淡的紫斑，用手刺激一下該處，他說反射到頭的部位上，感到燃燒般的炙熱和疼痛，甚至他還真的痛得扭轉身體而喊痛。

我仔細替他腳底按摩，日後他打電話來說，當天下午他的心情出奇地好，聽說自此之後他天天自我按摩腳底，每天精神飽滿地上班去。

按摩腳底可減輕治療。逃過手術一劫的例子

曾有例子顯示躺在醫院已進入病危狀態的人，竟然好轉而出院。

那名男子得膠原病，醫生宣告病危，命在旦夕。據說懂得腳底按摩的女兒，拚命替他作腳底按摩。果然皇天不負苦心人，他快速的恢復狀態連醫生都嚇一跳，他順利地出院了。

這名男子病危的樣子，全看在太太眼中。他太太因爲看護丈夫而疲勞不堪，早

已經需要坐輪椅了。沒想到被宣判病危通知的丈夫說：「我隨時有可能會死，留下坐輪椅的妻子真是情何以堪。」雖然自己躺在病床上，仍是替太太作腳底按摩。結果他太太不必再坐輪椅，持著拐杖靠著自己就可步行了。聽說這一對患難夫妻攜手過著精神飽滿的日子。

另外，又有一名男性因罹患嚴重的肝病而住進醫院，他說到了醫院之後已接受過好幾回痛苦難耐的檢查，光是如此折磨人的檢查就令人喪失復原的力氣。

想不到開始腳底按摩不久後，即可輕鬆的接受定期的治療，此時在心情上也能以前膽、樂觀地去面對。

可見腳底按摩具有鬆弛進行中痛苦的治療效果，甚至還有例子顯示出原本準備要動手術的病患，利用檢查期間獲得病情改善的徵兆，而逃過手術一劫。據說這位患者還是由陪他來的家人，每日施行腳底按摩不間斷。

我想：重病在身的病患是有著無法訴說的痛苦，及別人無法替代的疼痛，但只要不喪失希望，靠著自我的腳底按摩，建立起有希望的目標，透過自身參與治療，如此才能產生自我治癒力。

有希望的目標，必能使這個人導向更好的方向，站在此一觀點，我確信腳底按摩健康法非常具有意義。

揮別藥罐子的日子

提到吃藥，動不動就上醫院，領取大量的藥丸，這是很多人的壞習慣。有許多人這個藥也吃，那個藥也吃，活像個藥罐子。

如此一來，受到藥物的影響使廢物在體內積存愈多。所得的廢物是在細胞中分解各種的物質，或合成的過程中所製造出的熱能或物質的殘渣，最具代表性的有核酸的代謝中產生的「尿酸」，在葡萄糖分解過程中，萬一供氧不足會產生「乳酸」、「丙酮酸」，在脂肪代謝過程中形成「丙酮體」，其中還包括農藥、添加物、戴奧辛等的有害物質和重金屬類在內，一律皆爲身體內不必要的物質。

所以若習慣性服用藥物，會增加很多這些廢物（有關藥害，請參看第五章）。

站在自己的身體，自己維護的意識下，有必要把積存於體內的廢物儘量排出體外。只要把廢物排出，血液就可淨化，加快病症的復原速度，因此，必須好好維護肝臟、腎臟功能等。若腎臟起了作用即可排出毒素。

又因爲小腸掌司吸收養份的功能，透過腳底按摩來改善小腸的功能，如此大多和治療藥一起服下的維他命劑和營養劑的藥效將可期待。

只要吸收和排泄雙方之功能能獲得改善，該吃的藥量只會遞減，絕不會增加。

那麼換個話題提到健康食品吧！只見到處宣揚，口耳相傳如芝痲健康法、香菇健康法、果醋健康法如江河氾濫。

這些食品固然各有各的效果，但最重要是體內能否好好吸收，加以排泄，並視其吸收、排泄的功能是否低落而定，然這些健康食品的效果各不相同。

萬一功能低落，將得不到預期的效果，這也是許多人並不懂其實是自己無法吸收，反而推委責任給販售業者，不是嗎？

像最近引起一陣騷動的0—157病毒，雖同樣是感染中毒，但症狀卻有輕、重之別，此跟其臟器功能的不同有關，然而不止是0—157病毒而已，就連普通的感冒症狀不也是如此嗎？

腳底按摩健康法最重要的是改善吸收、排泄的功能，此正是本法跟其他按摩穴道的健康法最明顯的不同處。爲此在施行按摩之際，奉勸各位要充分按摩腎臟、輸尿管、膀胱、尿道之內臟和器官，不管有什麼症狀，要把積存體內的廢物混入尿中一起排出體外。

對百病有療效，還可常保青春

腳底按摩健康法，可以說是隨時隨地，任何人均可輕鬆做的了不起方法。其有療效的疾病包括腰痛、自律神經失調症、婦科疾病、糖尿病、高血壓、癌症的預防……。另外對於下面四種類的人：一、標準藥罐子，每天有吃不完的藥，打不停的針，非看醫生不可者；二、被醫生宣告放棄者；三、容易疲勞，做任何事均無精打采者；四、一天二十四小時總爲某些小事而感到不悅者。我確信對於上述的這些人能燃起他們希望之光。

不但如此，本健康法另一個特徵是能改善每日的生活，它會刺激「反射區」，改善神經通路及血液循環。只要血液能暢流無阻，臉色當然轉好，且更容易入眠，還消除壓力，使便秘也消失。上述意味著「細胞的年輕化」。

要保持細胞的年輕化，和在體內流的淋巴液與荷爾蒙平衡有密切的關係，而細胞的好與壞，可使同樣爲五十歲的人，有的看成四十五歲，反之卻有的人被視爲五十五歲。

可見腳底按摩健康法對於「保持年輕」能發揮相當大的力量。

可運用於塑身

君不見在流行雜誌上所刊登的都是苗條、美麗的女性，這誤導著人們以爲纖瘦即是美的謬思。

一般地說，人的骨骼受遺傳的影響很大，只要雙親之中的任何一方骨骼粗大的話，孩子的骨骼也大多會粗大。

針對骨骼而言，有適當的肌肉和脂肪並保持良好的均衡狀態，才算是最棒的體型。所以骨骼粗大沒有關係，只要有適量的肌肉和脂肪來搭配即可。

話雖如此，有些女性一直講究外表，根本不重視整體，只是斤斤計較於自己的身高配上幾公斤，拚命想瘦身，真是明顯的有問題了。

只是勉強瘦身，根本不運動，一會兒吃蒟蒻，一會又吃蘋果餐減肥，不好好地攝取食品，只想瘦身而已，當然無法獲得良質的肌肉和脂肪。

不但如此，連身體也得不到充分的營養素，於是活動臟器的基礎代謝沒有起作用，時而變成低血壓，時而怕冷、便秘，甚而使荷爾蒙失調、崩潰導致月經停止。更嚴重者，由於拚命想瘦的強烈願望還引起厭食症，或過食症，有人因為反彈而變得更胖。有的時候這些錯誤減肥法的弊病到了中、老年才一一浮現。

每一個人都有配合自己骨骼最適當的體型，不要忘了那才是最美的體型。在「粗腳、大膝蓋」的項目中說過，要想瘦身，何不著手把積存於腹部、膝蓋的廢物向體外排出？

經過腳底按摩，把積存的廢物排出後，還可趕走隱藏在內臟、肌肉的脂肪，而更接近理想的體型。

最近會抽煙的女性日益增加，而抽煙、喝酒當然容易在肝臟四周積存廢物，另外又像雖然吃得不多卻很快發胖的人，極有可能是身體的循環功能不良所致。

但不管毛病出在那裏，都要透過腳底按摩，把廢物跟尿一起排泄出去，這樣才會更接近符合骨骼的理想體型。

可見符合骨骼，修長的美姿要從腳部著手，而且合併採用其他的運動療法和正確的飲食療法，將更快且有效果，這也是技巧瘦身的一環。

千萬不要冒險爲了瘦身心切而服用便秘藥，把吃進去的食物立即排出，因爲常用此法會使大腸漸漸失去功能。

當一個人的年齡增加後，難免呼吸會變淺，結果腹壓也消失，自然容易產生便秘，也有可能在不久後產生化學變化而致癌。事實上，最近增加許多大腸癌和大腸瘜肉而令人擔心不已。

日本人原爲非肉食性民族，但飲食生活卻起了急遽的變化，而造成易得便秘的體質。而在此時代想拿到便秘藥是易如反掌，所以，奉勸各位在日常生活要刻意養成不依賴藥物的習慣。

手和腳的相對應

自古即說多使用手才不會痴呆，可見多動手可使大腦活性化，所以手很重要。手和腳是相互對應的，請參看58～61頁手和腳的反射區的相對圖。腳的拇趾和手的拇指，腳的小趾和手的小指，如此每一腳趾和每一手指均個別對應，另外腳踝和手腕、膝蓋和手肘、大腿和上臂相對應，可見腳和手有相對應的關係。

若利用此一關係將有助於治療。

假設右腳踝扭到，不管腳底按摩多麼有效，但此刻是無法按摩疼痛的右腳。遇到此時只要刺激右手手腕，即可得到接近於刺激腳的效果。如果受傷部位在右腳腿部則刺激右手上臂。

若是骨折而打上石膏的腳，根本連碰都碰不到時，只要好好按摩手部，則可加快治療的速度。

另外，對於腳部有障礙的人，或許會誤以爲自己跟腳底按摩健康法無緣，但事實上並非如此，照樣可以按摩手部來代替腳底按摩。

在我接觸過的病患中，有一位女性因爲感冒病毒而接受胸腔的手術。不幸的是手術失敗了而導致下半身癱瘓。換作是自己，任誰也會感到眼前一片黑暗而「沮喪失心志」，這也是極其當然之事。

她的親人不忍看她如此失志，爲了想助她一臂之力而前來找我諮詢，我很快地教她作手部按摩。

不久後她的親人跟我連絡說，在幫她進行手部按摩後，說來真是不可思議，她漸漸地變得有精神、表情也開朗多了，眼神也有光。

我認爲是因爲透過按摩手部而改善體內循環，結果使大腦活性化，才擁有樂觀的心情，當然癱瘓的下半身不可能很快地動起來，但只是按摩手部而已，即可得到精神面的效果。

第3章

以症狀別來進行腳底按摩健康法

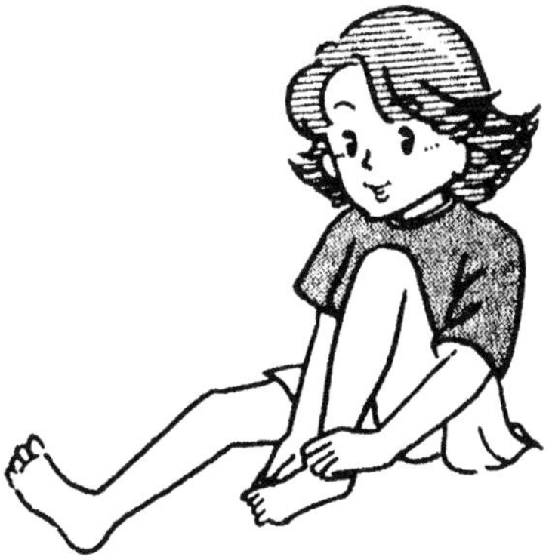

此一「腳底按摩健康法」是小自嬰幼兒、大到年長者爲止，跟年齡無關，均可施行，且完全沒有副作用，任誰、隨時隨地都可安心採用的健康法。

本健康法不同於按穴道或休閒按摩，他的最大要點是在透過腳底按摩把污穢的廢物排出體外，主要是徹底按摩沉澱於皮下、肌肉、筋等處的廢物，使微血管容易吸收並改善血液循環，使其能搬走廢物進而排出體外。

因此不止是擦揉皮膚表面而已，而是務必揉散反射區或變得僵硬之凝塊部份。至於疼痛又分爲強、弱二種，萬一在有強烈疼痛感的部份，表示該處的健康已亮起紅燈。

若碰到廢物僵硬成凝塊時，按摩的力道愈強，將愈快揉散，也愈快治療。如果你無法承受強烈的疼痛感時，則要在你能忍受的範圍內進行按摩，只要持之以恆，我敢保證疼痛感會日益減弱。

所以奉勸各位讀者要具有「預防」勝於治療的意識，平日要按摩從「腳底」、「腳背」、「腳側面」、「小腿肚」、「膝蓋四周」、「大腿（膝上十公分）」的整隻腳。

而且要持之以恆、不間斷，因爲長年累月積存於腳部的污穢廢物，豈是輕易地可以淨化？如果你自以爲已花了相當多的時間去按摩，而其實所謂的相當多時間只是短暫的三分鐘熱度，又那能奏效？

最好是能養成在每天固定的時間內按摩，一隻腳大約花十五分鐘的習慣，至於最佳的按摩時間爲沐浴中，或就寢前，保證按摩後可以舒服地睡一覺。

但願各位讀者能遵守如下的順序及注意事項，在透過「腳底按摩健康法」而獲得身、心二面的健康。

若有令人擔心的疾病之人，要以具有「一定治得好」的自信而著手。如此將可穩定腹腔神經叢，這和早日康復環環相扣。

按摩前的準備

※為提高腳底按摩的效果起見，務必把腳洗乾淨，在洗完澡後，肌肉柔軟，血液循環也改善，所以效果特別佳。

當然，利用洗澡時順便在浴缸中作亦可，有一個簡單的方法即五隻右手指搭配左腳五隻趾頭，相互疊套，使腳底和手心相觸，接著咕嚕地回轉，或反折各指頭聽聽看，然後把左手指插入左腳腳側背，前後摩擦般按摩。同樣另一腳也如此作。

※在按摩腳部時可先塗抹乳液和乳油，將更滑順好按摩。

※在按摩後，為了幫助聚集於腎臟的廢物排泄，請喝下一杯五百cc的「開水」，並於三十分鐘之內喝完。只是罹患嚴重的腎臟病、心臟病等的人則減少到一百五十cc左右。無論如何不要一次喝下大量的水，平日也要刻意攝取水份。

※另外儘量避免喝冷水，因為冷水會使身體溫度降低，而使血液循環不良。至於除了水之外的飲料也不推薦，像是果汁類的飲料當然要避免。

※按摩時可利用手指彎曲的關節，邊施壓邊按摩，只是，沒想到自己按摩自己的腳底，卻意外地大費周章。遇此時可改用「桐三角」（參看一七二頁），即可輕易出力傳達到反射區上。

※凡是不管按腳底的那裡都會喊痛的人，不免心想：「我的身體一定很差！」但這是完全錯誤的觀念，因為反射區只要是輕微的障礙，都會立即反應出而感到疼痛。

此外也有人相反的，完全沒有反應，那是皮膚特別粗厚像大象腳般的堅硬，力量根本無法傳達到反射區內部所致。像這種人要在洗完澡後再進行按摩，洗澡時把腳浸泡在溫水中使皮膚柔軟後再按摩，即會有強烈的反應。

注意事項

※剛開始按摩時，力量輕一點、按摩慢一點。尤其是在為內臟等疾病治療中的按摩時，開始的按摩時間要短暫就結束，等習慣其強力之後，在可以忍受的力道範圍內進行按摩。

※雖說是用強力按摩，但是用力過猛，皮膚會像脫皮般的疼痛要注意。

※在自我腳底按摩時，可自行斟酌力道。但換作是幫助人作腳底按摩時，例如對方是小孩、高齡者、疾病治療中的人就要特別小心。必須要一面觀看他的反應，再技巧地增減力道，千萬不要勉強用力強行按摩。

※餐後一小時內不可按摩。因為在餐後一小時內，為了幫助消化，血液會聚集於胃部，如此反而增加消化器官的負擔。

※在手術後，或有傷口時，還有極度虛弱、疲勞時也不要按摩。

※在生理期或懷孕中也不要按摩。

※在扭到或有外傷無法按摩時，則按摩跟腳部相對應的手部。

※萬一以沒有時間等的理由只按摩一隻腳，這是不行的。即使縮短時間也必須刻意按摩二隻腳。

各種的效果和反應

※按摩後的各種反應因人而異。像在開始按摩時會立即出現的效果也有個別差異，也就是因廢物的狀態及身體是否容易將廢物溶化、吸收，或是排泄能力的好與壞而異。

它會隨著症狀的輕重而依序出現效果，一般說來，過了一週到六週左右開始發現尿色變深一些，臭味稍強一些。此代表體內的污穢廢物開始被排出的證明。或者會有排尿的力道變強，或糞便排出已有改善的現象發生。

※或者有時會產生打嗝、眼屎、打瞌睡等的症狀。

※有時還會忽然發燒，因為按摩淋巴腺的反射區使白血球的活動活潑化，且挑起了潛伏於體內的病原菌的戰勢之活潑化而引起發燒。但如果沒有按摩的話，會延

長其潛伏期，因此也算是早期發現。至於發燒的本身一點都無須擔心，只要多攝取水份、多休息即可。

※有時按摩的部份及相關連的器官會疼痛，但這也完全不必擔心，那只是短暫時間即會消失的現象。

※有時眼見腳底按摩後，腳部柔軟些，但隔天又變得僵硬時，此時你千萬不可因為如此而提早放棄，誤以為「再努力也是白費」。因為那正代表著上半身和腳以外的下半身的廢物透過地心引力及循環的活潑化，使受到刺激的內臟器官的廢物往下面降，因此內臟器官已經淨化，大有治癒希望。

按摩的順序

1. 開始按摩要先以有心臟的左腳按摩起，其理由為透過刺激㉑的副腎反射區，才可提高心臟的功能而不容易休克。又根據中醫學的分類：右腳屬陰，左腳屬陽，因此以陽著手有助於更快獲得效果（參看第四章的陰陽五行說）。

2. 不管任何症狀，均是要透過把廢物排出體外，即有療效，因此務必要按摩㉒

的「腎臟」、㉓的「輸尿管」、㉔的「膀胱」、㊿的「尿道」之反射區，使體內積存之廢物更容易排出再說。那是在每一處多刺激三～五次的感覺即可。

3.然後以腳趾尖起，再按「腳底」、「腳背」、「腳側」、「小腳肚」、「膝蓋四周」、「離大腿、膝上十公分處」為止反覆地按摩。在按摩時必須朝固定的方向按摩一個反射區，但是令人擔心的部份必須徹底地按摩才不會有問題。

4.最後按摩「腎臟」、「輸尿管」、「膀胱」、「尿道」的反射區，可有效促進污穢之排泄，因此必須要按摩。

5.同樣地再按摩右腳，對於任何疾病的方法均相同，如果是固定醫療法則，須每天一次按摩兩隻腳的全部，若換作預防的話，每隔一天一次也無妨。

按摩時手的使用方法

此一方法包括如下的方法，根據即將說明的症狀別的按摩方法，均以號碼表示其中所使用的方法（如下一頁的照片）。

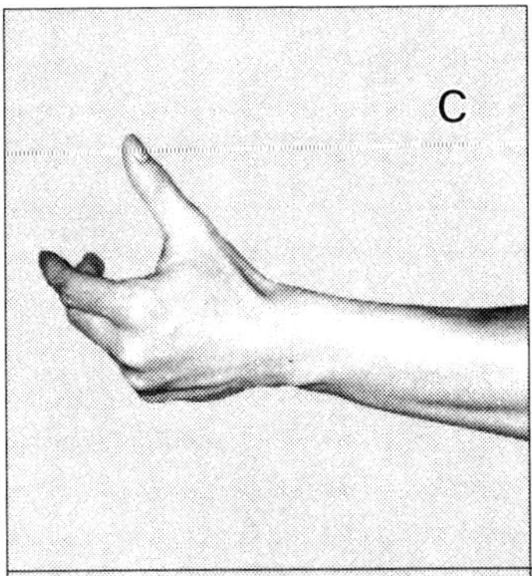

腳底按摩手的使用方法

※必須對照症狀別的反射區而加以活用。

※E是使用P172 的桐三角時的使用方法。

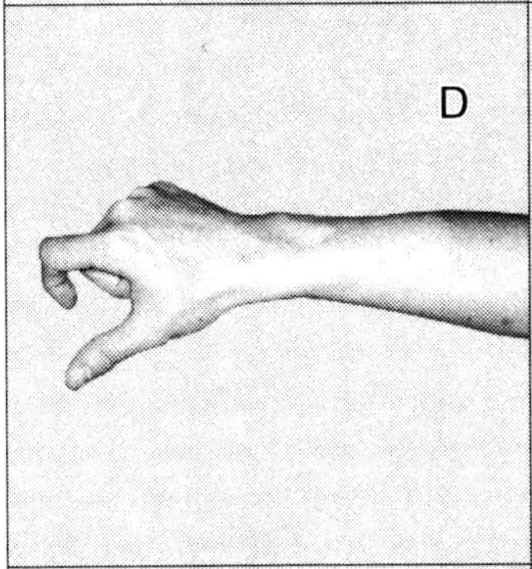

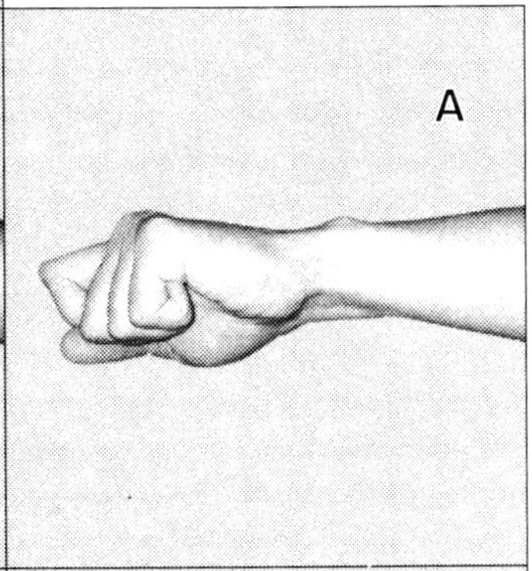

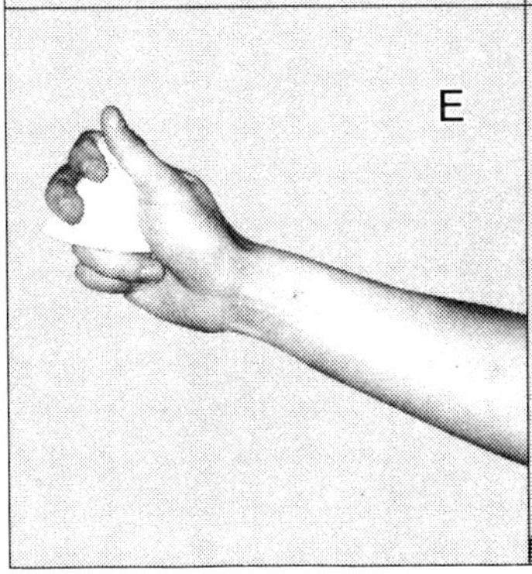

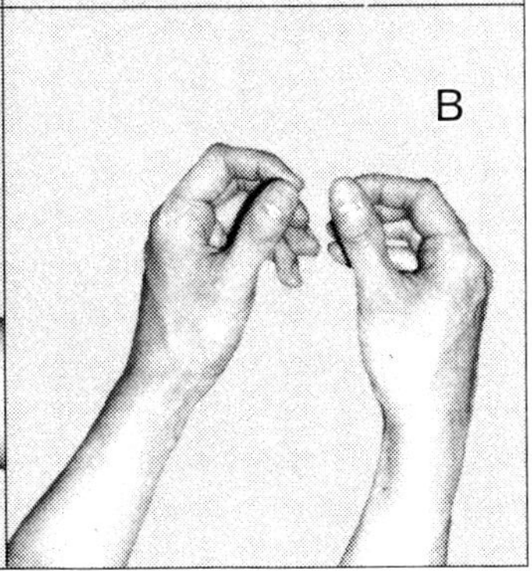

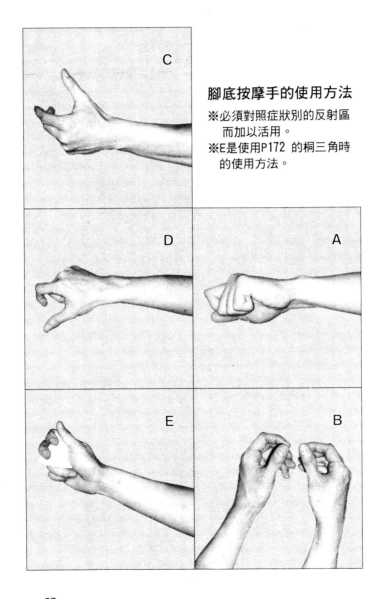

RWO-SHR-HEALTH
反射區 圖表(左腳底)

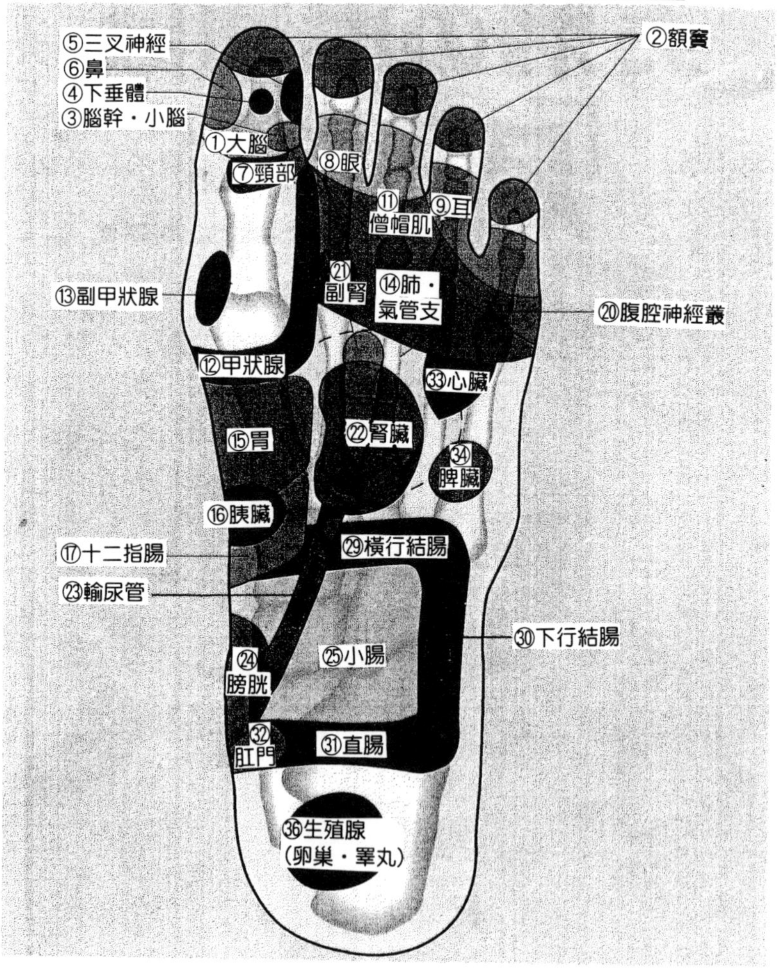

RWO-SHR-HEALTH
反射區 圖表（右腳底）

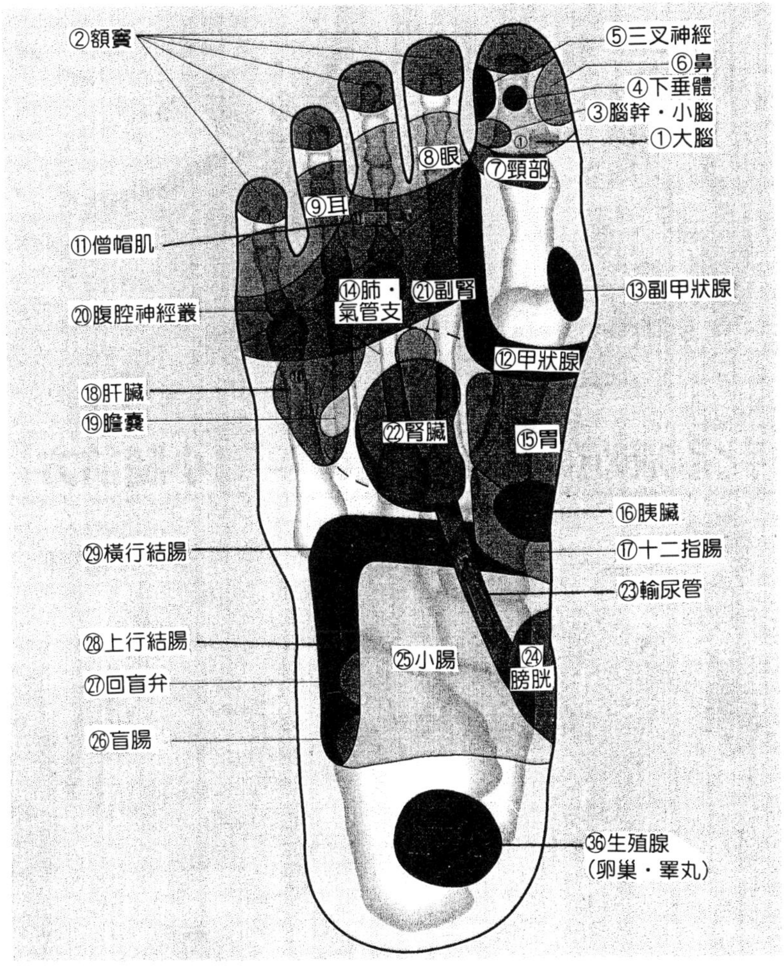

腳外側(上)與內側(下)

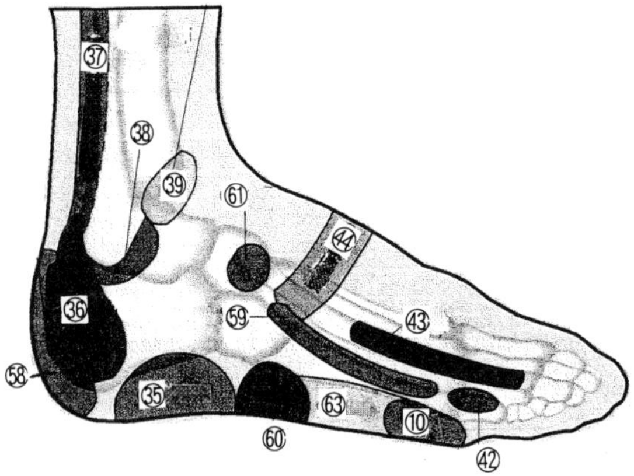

⑩肩
㉟膝關節
㊱生殖腺(卵巢・睪丸)
㊲下腹部・腓骨肌
㊳股關節
㊴上半身淋巴腺
㊷平衡器官(三半規管)
㊸胸
㊹橫隔膜
58尾骨(外)
59肩甲骨
60肘關節
61肋骨
63上臂

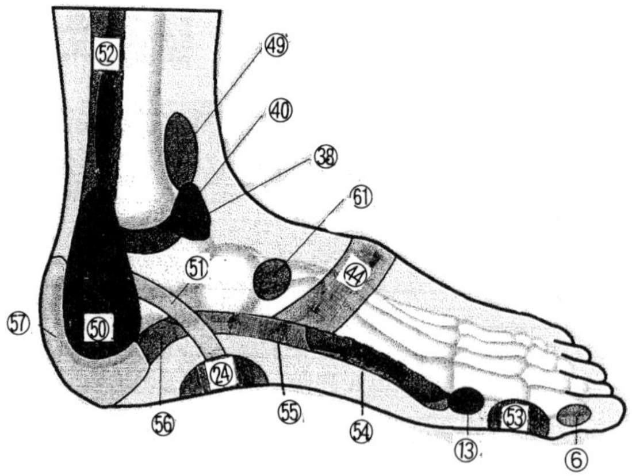

⑥鼻
⑬副甲狀腺
㉔膀胱
㊳股關節
㊵下半身淋巴腺
㊹橫隔膜
㊾鼠蹊部
50生殖腺
(子宮・前列腺)
51尿道
52直腸・肛門(肌)
53頸椎
54胸椎
55腰椎
56骶骨
57尾骨(內)
61肋骨

腳背

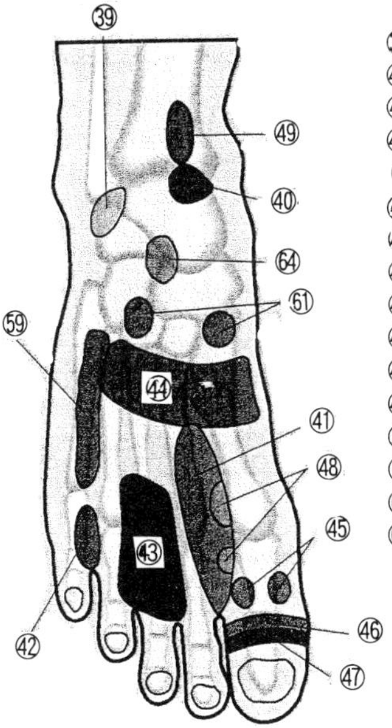

㊴上半身淋巴腺
㊵下半身淋巴腺
㊶胸部淋巴腺
㊷平衡器官
(三半規管)
㊸胸
㊹橫隔膜
㊺扁桃腺
㊻下顎
㊼上顎
㊽喉
㊾鼠蹊部
(59)肩甲骨
(61)肋骨
(62)坐骨神經
(64)痰切(止痰的部位)

小腿前方

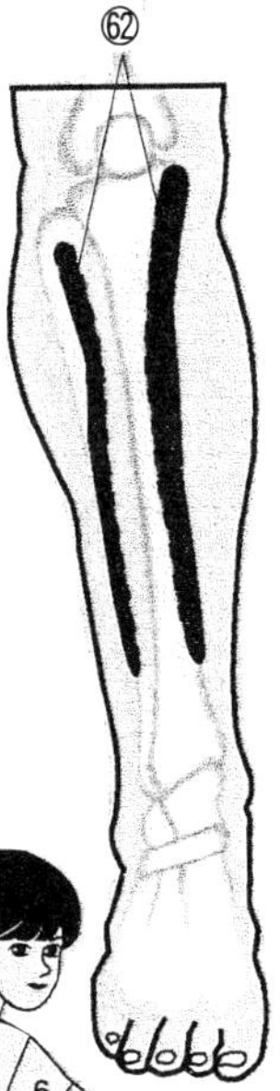

手腳反射區的相對應

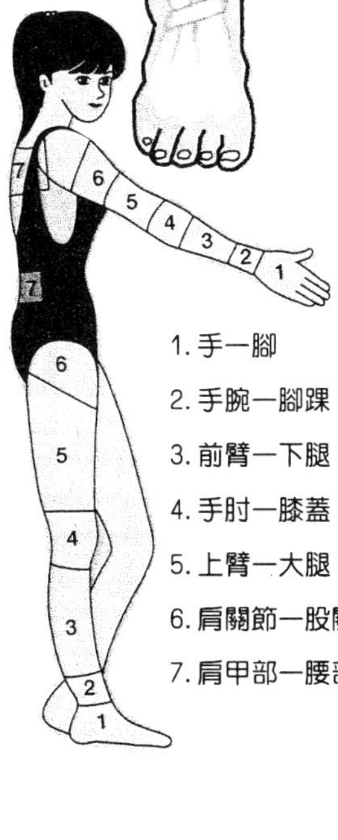

1. 手一腳
2. 手腕一腳踝
3. 前臂一下腿
4. 手肘一膝蓋
5. 上臂一大腿
6. 肩關節一股關節
7. 肩甲部一腰部

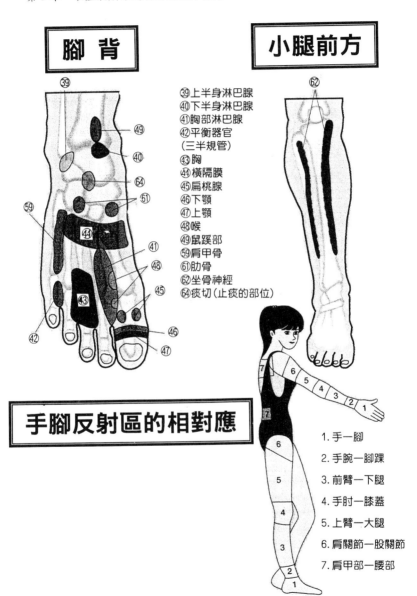

症狀別的反射區

●頭痛、偏頭痛、頭暈＝①②③④⑤⑥⑦⑧⑨⑩⑪⑳53

遇到忽然頭痛、偏頭痛，太陽穴有暈重感，心志不清，走在街上被人群眩惑……等的情況時

頭痛的原因不勝枚舉，包括睡眠不足、壓力過大或身體忽然受涼等，都會引起頭痛。再說左右眼的視力有差，齒齦咬合不正血行不良等均有關連。

如果已經知道頭痛的原因為何的話，只要按摩其反射區即可。例如：因為眼睛疲勞所引起的頭痛時，要仔細按摩屬於眼睛反射區的⑧。另外，由嚴重的肩膀酸痛引起的頭痛病例等，那是因為肩甲骨附近的血液鬱結所致，此時應按摩屬於肩膀反射區的⑩、僧帽肌的⑪。

也有人因為頸椎受傷而飽受頭痛之苦，此時要按摩屬於頸椎反射區的53，如此應可漸漸緩和下來。

如果是原因不詳時，則仔細按摩腳拇趾全體的反射區①③④⑤⑥。若再增加⑦

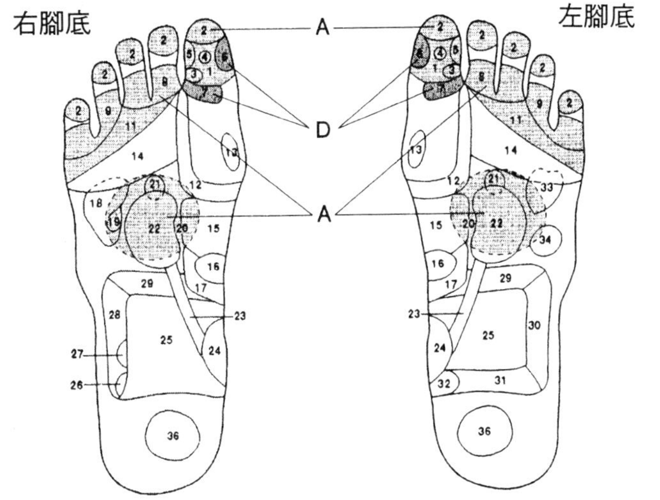

※A~E要對照使用57頁的按摩方法

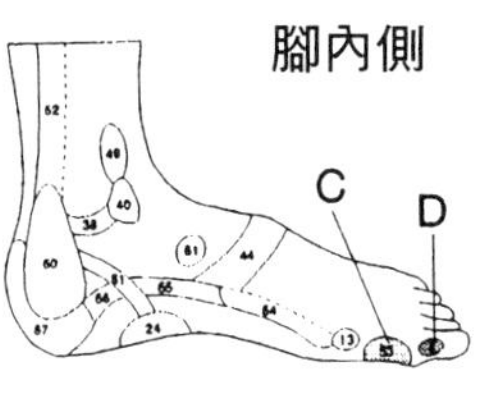

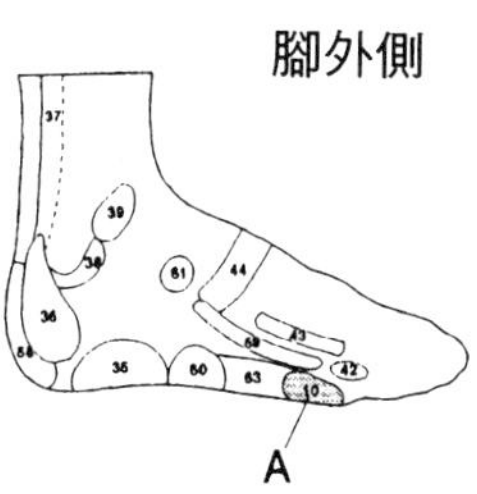

的頭部、⑧的眼睛、⑨的耳朵、⑩的肩膀、⑪的僧帽肌、②的額竇、⑳的腹腔神經叢之反射區的按摩，將更有效果。

按摩②和⑳均有助於消除壓力，因為壓力會使體內循環惡化，也使新鮮氧氣和血液很難運行到大腦內，單就此點，即會呈現頭暈，或不舒服的症狀。所以在工作中，稍有一點點頭痛時，只要按摩一下，就會好轉。

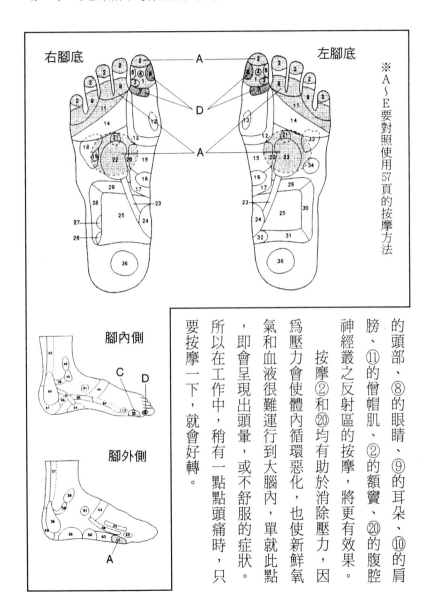

●目眩＝①③㊷
遇到目眩、頭暈站不穩，有貧血感覺……等的時候

目眩、頭暈的原因大多出在貧血和三半規管異常。

貧血有二種，一種是血中的紅血球減少，使血液稀薄而引起全身性的貧血。另一種只是血管中一部份血液變少而引起的。

尤其是大腦內缺血時，特別會頭暈目眩。

因此，平常要改善血液循環，給大腦充分的血液，將可預防頭暈目眩。

若想改善全身的血液循環，最好是按摩腳部的全體，尤其是充分按摩屬於頭部反射區的腳拇趾。

①是大腦的反射區，相當於全體腳拇趾的趾腹部份。③是小腦、腦幹的反射區，它以大腦反射區的下面開始到拇趾內側的趾根附近。而此一部位擔任的任務是調節全體之平衡，以及維持手腳平衡感覺，按摩此一部位可使其更加活性化。

三半規管的反射區在㊷，位於腳背，三半規管在內耳中，如以車子爲比喻，它

是向大腦通知緊急起動或緊急停車的功能。萬一它的功能異常，不止會頭暈，還會耳鳴、暈車，所以必須要好好按摩此一部位。

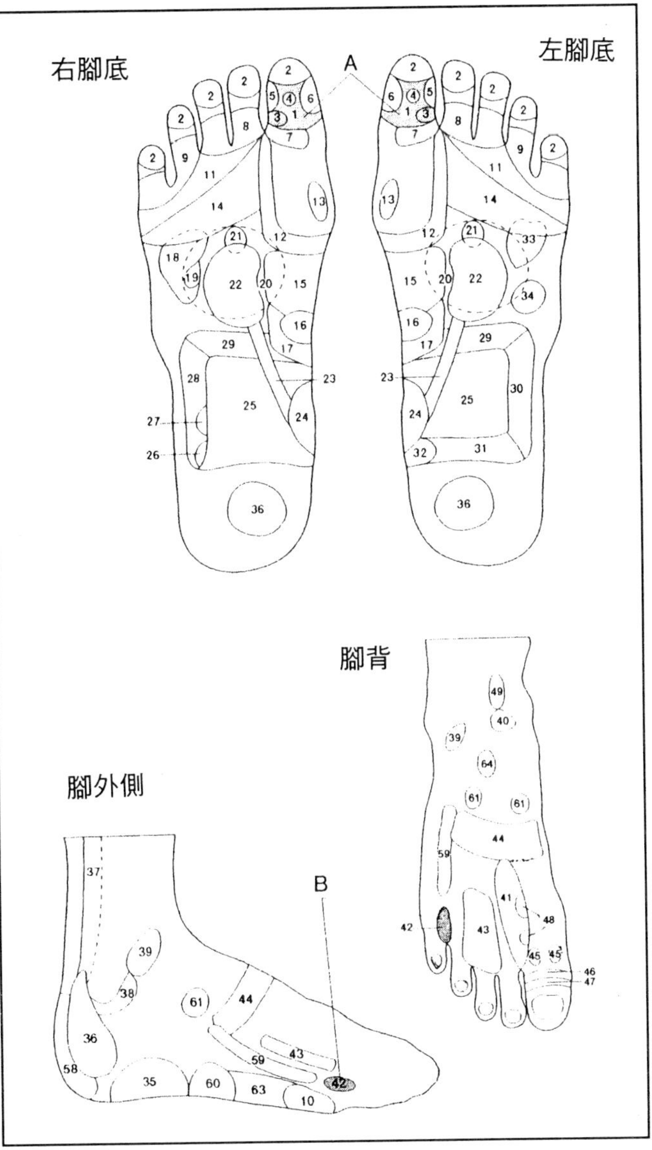

●失眠症＝①②③④⑤㉒㉓㉔㉛
遇到不容易入睡、淺眠、頻頻驚醒……等的時候

失眠症的原因有很多。

隔天要去旅行，或期待以久的高爾夫應酬球賽，因興奮而睡不著時，或是房間內有聲音、光線，或棉被、枕頭的狀態等的關係，均有礙於睡眠的品質。

在此時應以②的額竇為中心，仔細按摩位於腳拇趾①③④⑤，頭的反射區之全體，透過腦內寧靜來促進睡眠。只要單純地按摩腳部全體，保證即可獲得良好的睡眠。又如因為頻尿如廁而醒之人，表示他的排泄器官功能降低，以及水分調節出問題所致。根據本健康法首先按摩㉒～㉔、㉛的反射區，促使排泄器官活性化，但是要非常仔細地按摩，如此才可逐漸改善頻尿的習慣。

在第四章中將進一步說明「氣血流注的原理」，也就是身體的各個器官均有能個別提升功能的最佳區（⇩二〇五頁）。在一天二十四小時中，每一臟器均有非常活潑化，使熱能得到調整或順利儲存的時間。如在破曉時分即是咳嗽、或深夜睡不

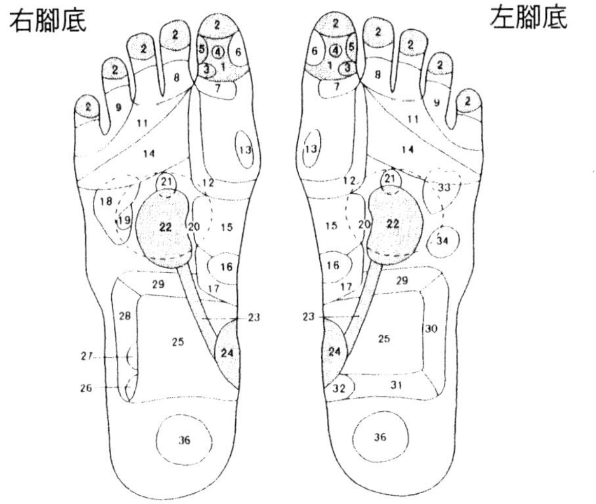

所有按摩方法用A

腳內側

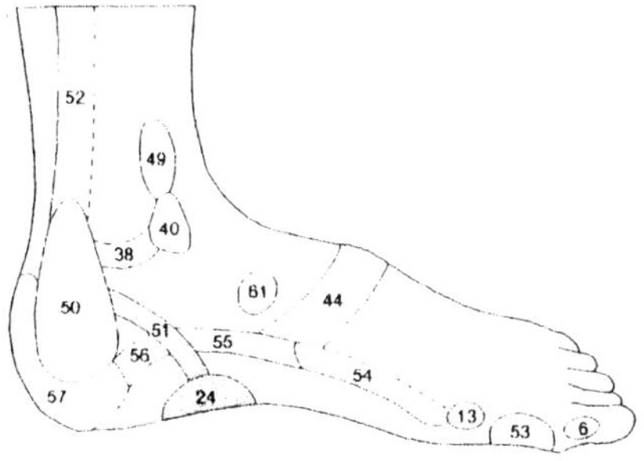

著。反之在黎明，醒來之際是各器官發揮功能時間所引起的自覺症狀。

因此，自己到底在幾時最易醒來，即可知那一個臟器耗弱。所以，要按摩跟拇趾反射區相同的那一臟器的反射區即可。

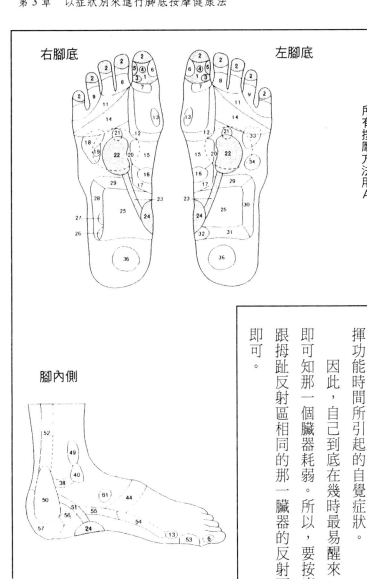

●記憶、健忘＝②

遇到記憶不好、健忘，對於記憶感到棘手……等的時候

每天定期按摩②額竇的反射區，因爲此地積存廢物，使氧氣和營養無法送達，不久後細胞即壞死。額竇反射區在腳趾尖，當細胞壞死後而形成腳的角質化使表皮變白，此一變化即是所謂痴呆症的開始。當我們檢視癱瘓在床之病患的腳時，他們大多呈現出膚色蒼白而僵硬。

所以，要預防痴呆症要按摩健康腳趾尖，不要讓細胞壞死，關於此點也不限於高齡者才須如此，例如想要增加孩子的記憶力，千萬不要以叱罵威脅爲能事，而是應該仔細按摩腳趾尖，如此將可改善神經傳達的效果，當然還有助於提升親子間的肌膚之親。

有一個實例，一小孩跟雙親及祖父母住在一起，每當他放學回家後，一直打電動，連句話也懶得開口。有一次祖母邊看電視，邊爲他作腳底按摩，結果他因爲太舒服而非常快樂，從隔天起即不斷要求再按摩，而他也自動爲祖父母作腳底按摩。

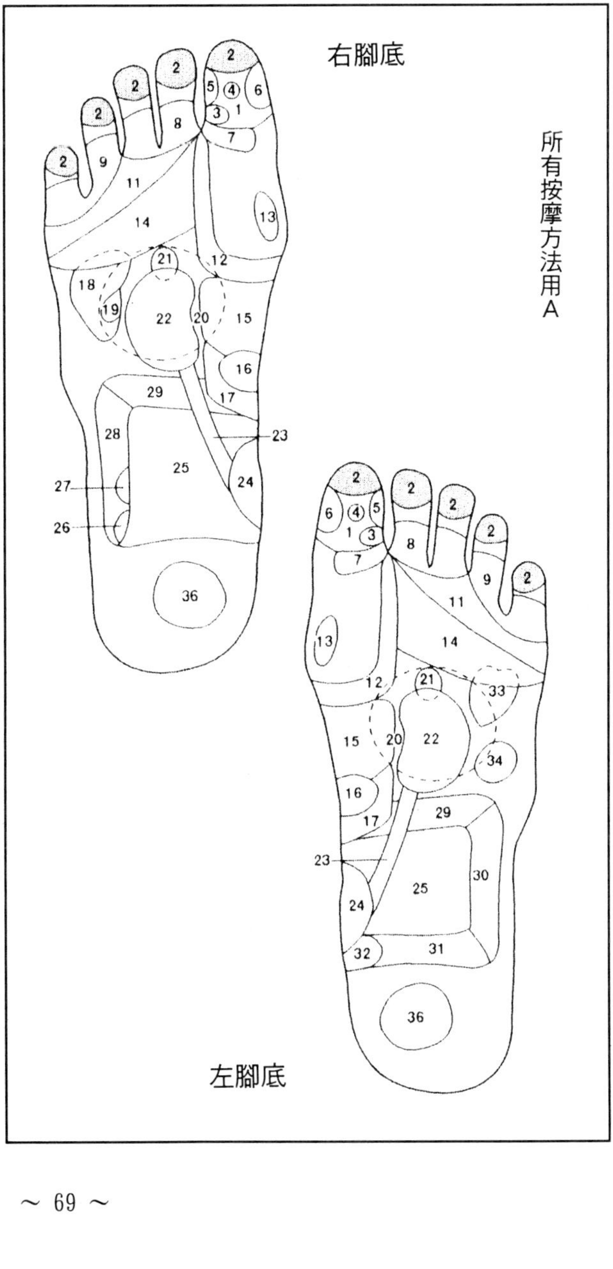

孩子的雙親非常感謝此肌膚之親所帶來的親子和諧。據說祖父母那方面，原本有重聽的毛病，交談時總是斷斷續續地，如今真不可思議，竟然能聽到以前聽不到的話，他們還說過著比以前更有精神呢。

●落枕、頸肌疼痛＝⑦⑬⑱

遇到落枕，因為快動作而扭到筋……等的時候

有時會忽然扭到脖子而感到一陣刺痛，或者早晨起床時頸部疼痛不已，那是因爲枕頭高度、硬度不適宜，或翻身不順暢，或以相同姿勢睡覺，導致血液鬱結而疼痛。

此時，首先按摩頭部反射區的⑦。

至於頸部的反射區在拇趾的根底內側，若只是單純以頸部到肩膀有凝塊感時，按摩此處即可改善。

接著要按摩能調整體內鈣量的⑬副甲狀線反射區，還要按摩⑱的肝臟反射區也有效，因爲肝功能若降低，會使肌肉和筋的彈性變差。

此外在喝完酒後的隔天早上，如果落枕頻繁的人，表示其肝功能降低，因此要下意識在平日多按摩⑱的反射區。

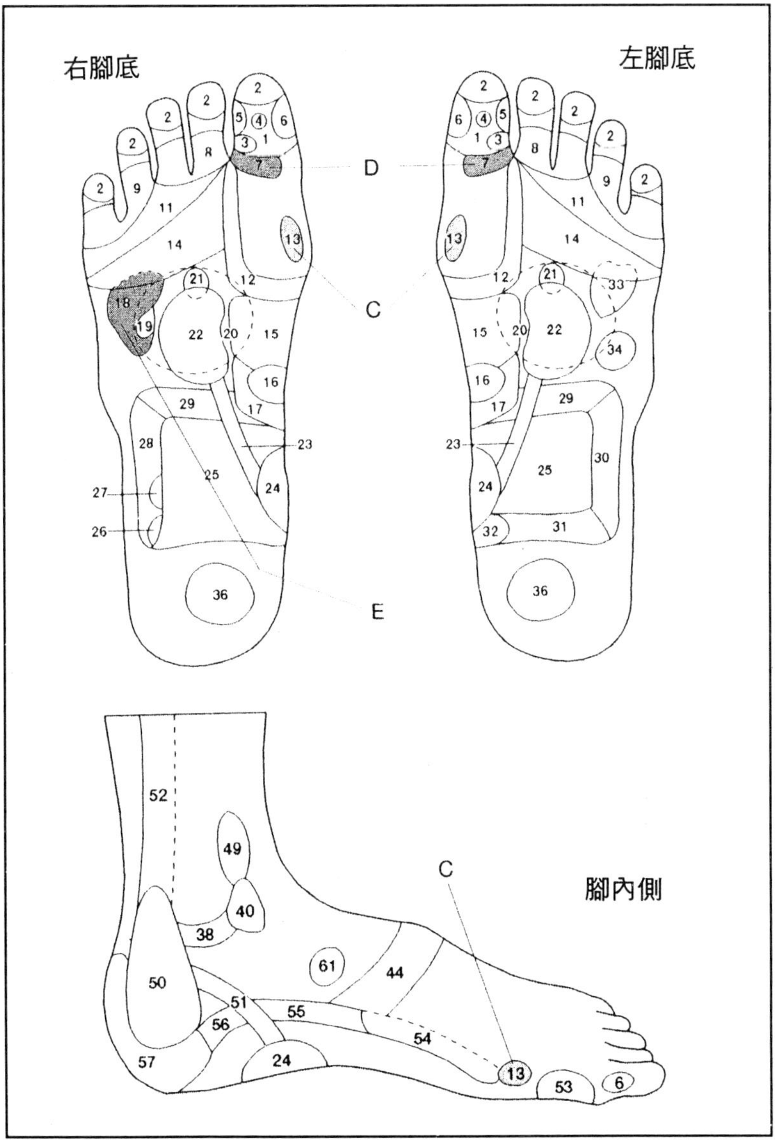
右腳底
左腳底
D
C
E
腳內側
C

●耳鳴、重聽＝①③⑤⑨㊷

遇到耳鳴、棉爾氏症、重聽、或稍微重聽……等的時候

耳鳴意味著在耳朵深處持續嗡嗡作響，有人整天二十四小時均持續此狀態，有人是躺下來才會，更有人要摩擦過耳朵、眼睛的四周才聽得到，情況不一而足。一般要按摩⑨的耳朵、⑤的三叉神經、㊷的三半規管，以及①的大腦、③的腦幹、小腦的反射區，若遇到耳朵本身有問題時，要一起按摩刺激平衡器官和神經的反射區，如此還可一併解決神經方面的問題。

屬於平衡器官之三半規管的反射區在腳的背側，剛好在小指趾根處，兩隻腳都有。但是有人的耳鳴並不是兩耳，他只有右耳，或左耳耳鳴，此時要按摩耳鳴的相對腳的反射區。亦即右耳耳鳴時，按左腳的反射區。

如此也可改善重聽。人之所以會重聽的原因之一是污穢積存於耳朵的反射區。

有一次我教一名男子按摩反射區的腳底按摩法，他因爲職業之故，常置身於噪音之中，所以聽力每下愈況，後來聽他說每當他工作完畢，利用恢復一天疲勞的洗

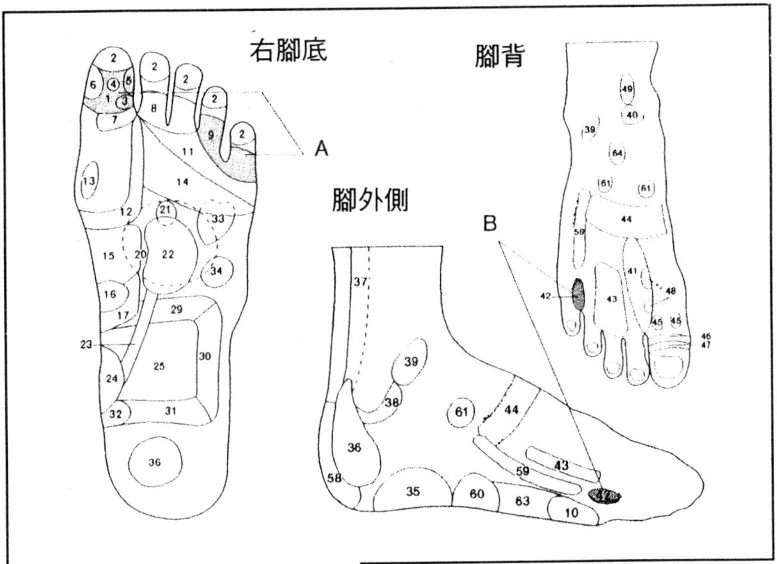

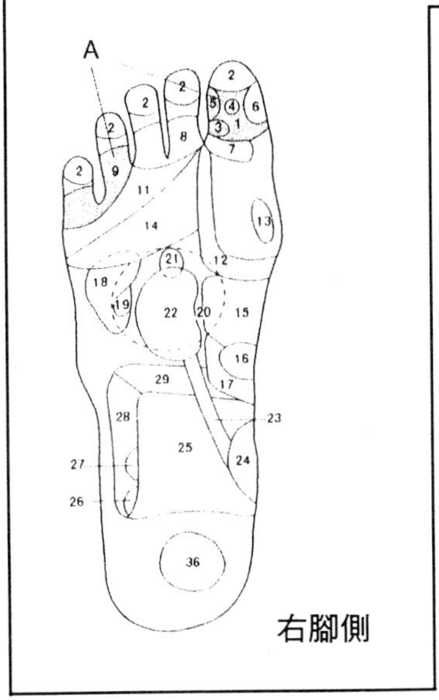

澡時，好好仔細按摩腳部，然後小酌一番。

雖然不可能忽然恢復聽力，不過只要有耐心，持之以恆，保證可以恢復到以前良好的聽力。

凡是最近感覺稍微有些重聽之人，或得調高隨身聽音量的人，應常常按摩這五個反射區以預防聽力耗弱才是。

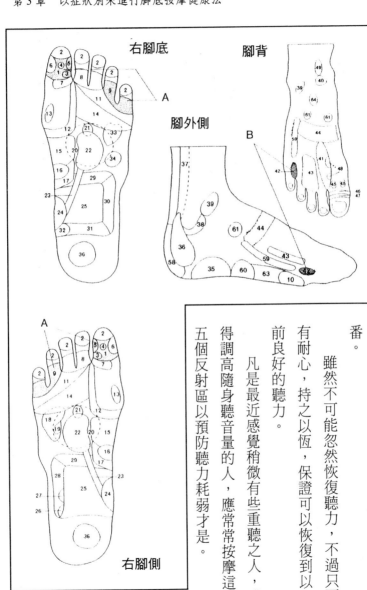

●外、內、中耳尖＝⑨㊴
遇到耳朵發炎、耳朵疼痛……的時候

小孩子去游泳池戲水時，常罹患耳朵發炎，此時不管是外耳、內耳，均按摩⑨的反射區。如果爲右耳，即按左腳耳朵的反射區。

接著按摩㊴的反射區，目的是儘快改善化膿的各種發炎症狀，而提高淋巴功能。

在反射圖表上有三處淋巴系統，而㊴的反射區是屬於上半身的淋巴腺。

再說到提高淋巴腺的功能，正是阻止病毒，使身體不致於致癌，以及和全體免疫功能改善環環相扣。也就是提高自我治癒力，若碰到病毒時，也有能力應戰並擊退他。

同樣在最近形成熱門話題的0—157病菌，凡是具有免疫力的人，罹患他所呈現出之症狀會輕輕帶過，一旦免疫力降低之人，不免會拉肚子，更甚者引發致命的危機。

淋巴腺的反射區在腳的背側，因此，要仔細按摩此一部位。

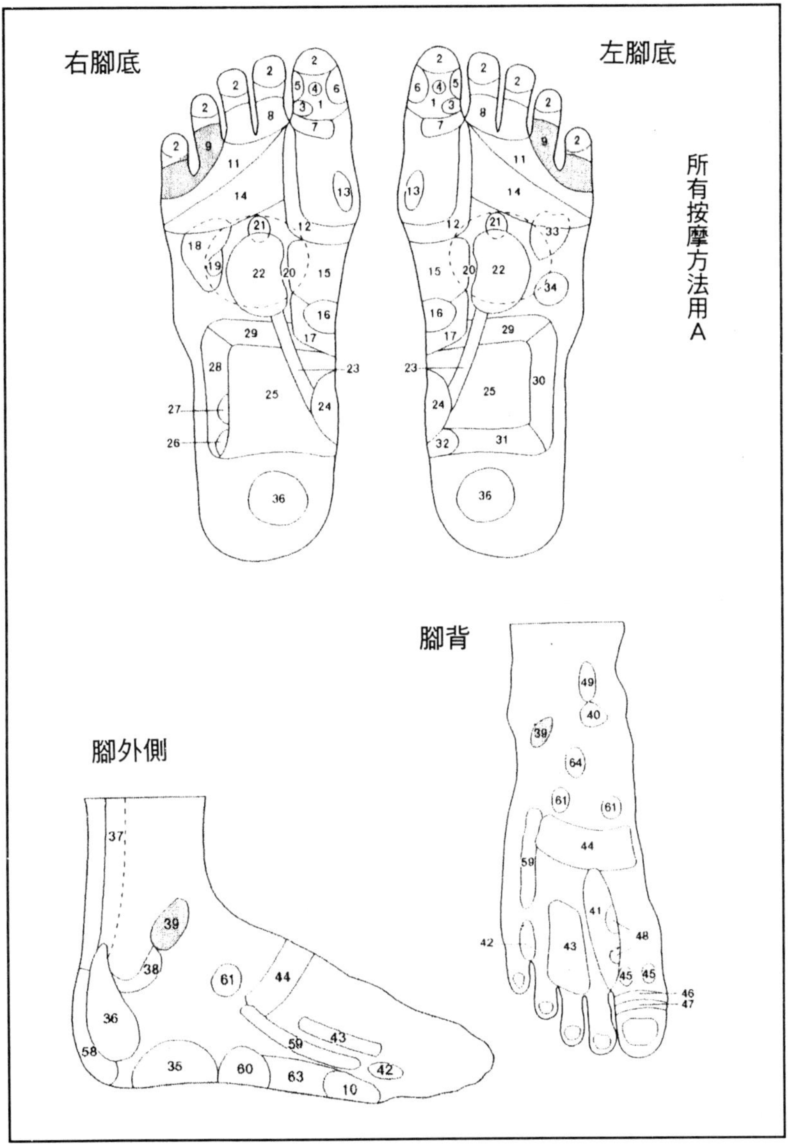
右腳底
左腳底
所有按摩方法用A
腳背
腳外側

●過敏性鼻炎，蓄膿症＝②⑥⑧⑨⑬㊴
當過敏性鼻炎、花粉症、蓄膿症、鼻塞，鼻子有點不通……等的時候

鼻子的反射區位於⑥，在腳拇趾尖和第一關節間的外側。

如果爲單純的右鼻阻塞時，要按摩左腳的反射區；反之爲左鼻時則按摩右腳。

現再加入過敏時，一般說來過敏都是對於入侵的細菌和病毒防禦過當，而大多是以身體粘膜入侵的，因此在預防的意義上除了按摩鼻子的反射區之外，還要加上⑧的眼睛、⑨的耳朵反射區。

進一步加以說明，位於所有腳趾尖的②的額竇，會排除入侵之異物。因此若積存廢物將很容易招致感染症，也容易因爲感冒等而發炎，或粘膜肥大而得蓄膿症，所以要按摩此一部位。不只是額竇而已，還有全權處理來自外在刺激之情報的是大腦，而大腦的反射區在腳拇趾，所以也要好好按摩全體拇趾。

若碰到嚴重的發炎時，按摩淋巴腺的反射區㊴也有效。

另外，⑬的副甲狀腺也是跟過敏症有關的反射區。

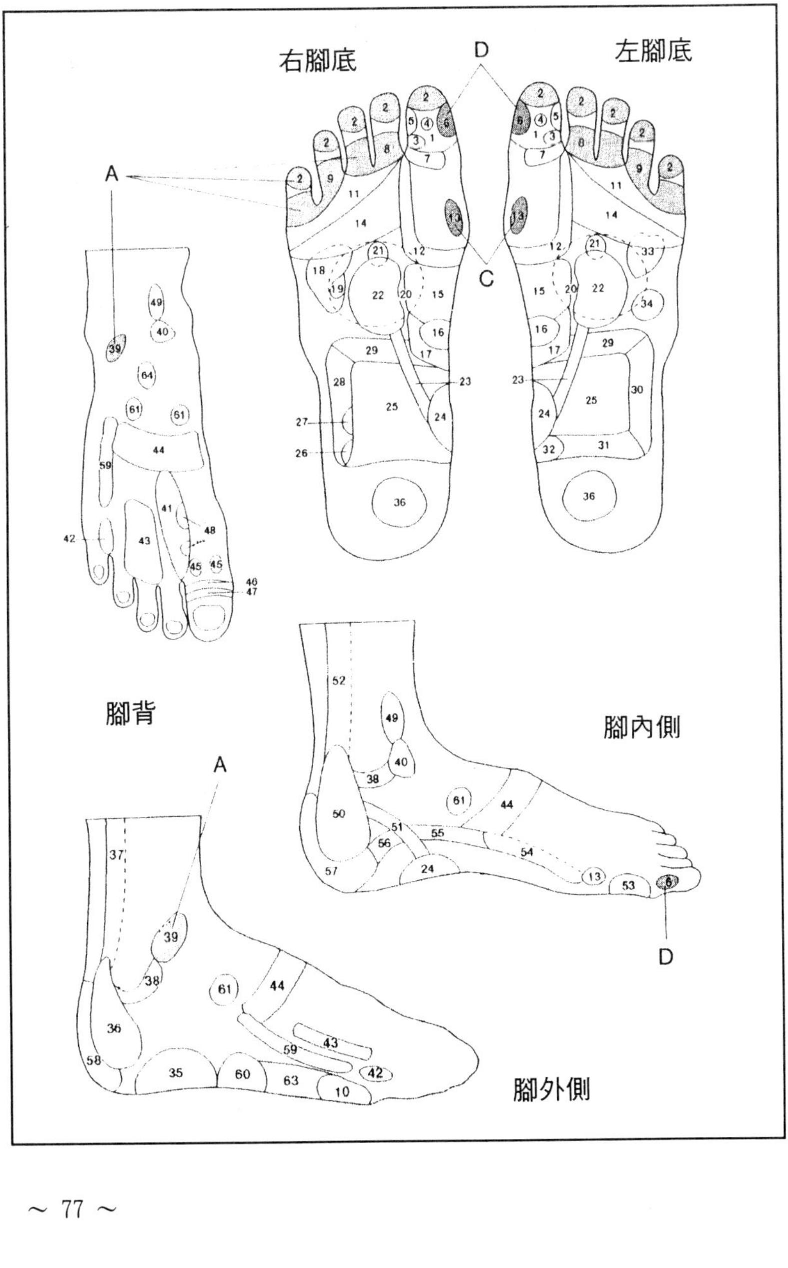
右腳底
D
左腳底
A
C
腳背
A
腳內側
D
腳外側

●牙痛、預防蛀牙、牙周病‖⑬㊴㊻㊼
當要預防蛀牙、牙齦疾病、牙周病……等的時候

若有蛀牙時，必須經牙醫師的治療才行，但萬一你在深夜裡突然牙痛不已，此時要用力按摩屬於上顎和下顎反射區的㊻和㊼。

他是牙齦的反射區在腳拇趾的表面，而趾甲下的第一關節上面，是上顎的反射區，在其下面有下顎的反射區都是細長如皮帶狀橫跨過腳拇趾，先用力按摩此部位暫時止痛，然後及早接受牙醫師的治療。

爲預防蛀牙，或牙齦容易發炎，此時要按摩㊴的反射區。

接著要刺激⑬的副甲狀腺的反射區，促進鈣的控制良好。因爲骨骼和牙齒原本即是鈣的貯存場所，但是當身體無法以食物中攝取到所須的鈣時，它會以副甲狀腺分泌可以調節鈣之甲狀旁腺激素的荷爾蒙，它會使鈣從骨骼和牙齒中溶化出，然後加以吸收。萬一此功能衰弱的話，即會缺鈣，而且骨骼疏鬆、牙齒也不好。

因此必須讓副甲狀腺起正常作用，才能適度控制鈣，而形成預防蛀牙的一環。

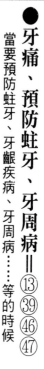

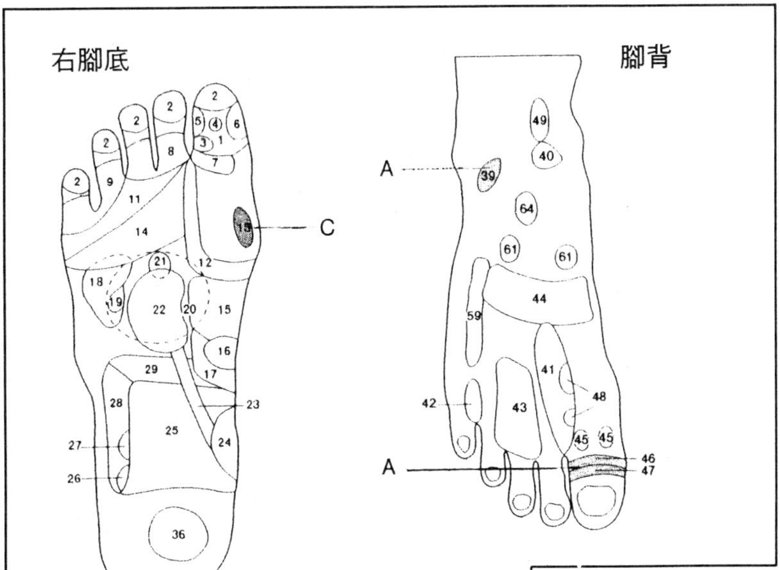

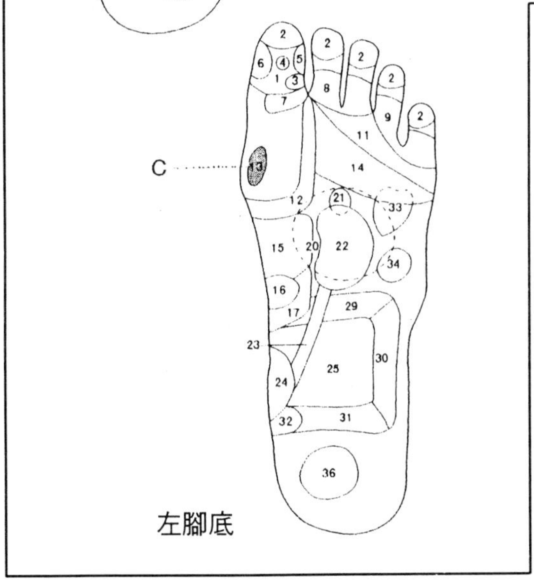

凡是前來找我之婦女，若其孩子還小，我都會教她們在孩子從乳齒轉換到恆齒的時候，若想長出好的恆齒，務必在換牙之前，好好刺激副甲狀腺。

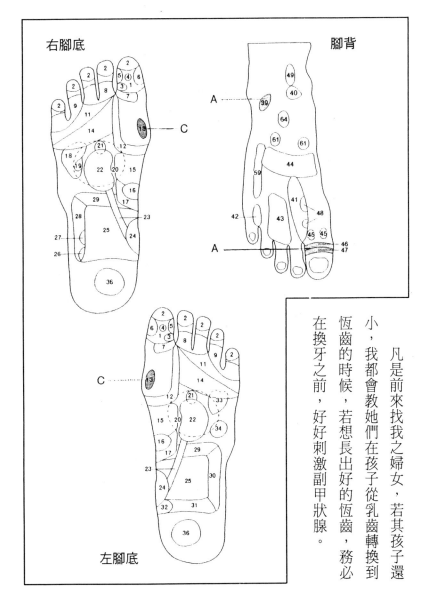

●喉嚨的疾病＝㊴㊽64

當喉嚨痛，為了唱卡啦ＯＫ、抽煙而喉嚨嗡嗡作響，吐不出痰……等的時候

屬於喉嚨的反射區是㊽，位於左右腳的拇趾和食趾之間和趾腿的部份。而爲了講太多的話，唱太多的卡拉ＯＫ，或香煙的煙和灰塵的原因而傷到喉嚨，必須按聲帶、咽喉、氣管的反射區。

有一位服務於大公司之上班族男性，因爲應酬難免抽煙過度，而養成回家後必作腳底按摩的習慣。聽他說，原本爲清除喉嚨中之異物感，平日總會神經兮兮地嗽口，但自從按摩後不久，即無此必要了。話雖如此，也千萬不要吸煙過度而本末倒置……。

另外，當白血球爲了防止病毒入侵而挺身作戰，進而使扁桃腺發炎或化膿時，要一起按摩會壓抑發炎的上半身淋巴腺之反射區㊴，因爲淋巴球會制服害菌而壓抑發燒等的症狀。至於上半身的淋巴腺的反射區位於腳的外側，左腳踝正前方凹入的地方。如有乾痰的話，則按摩64的反射區。

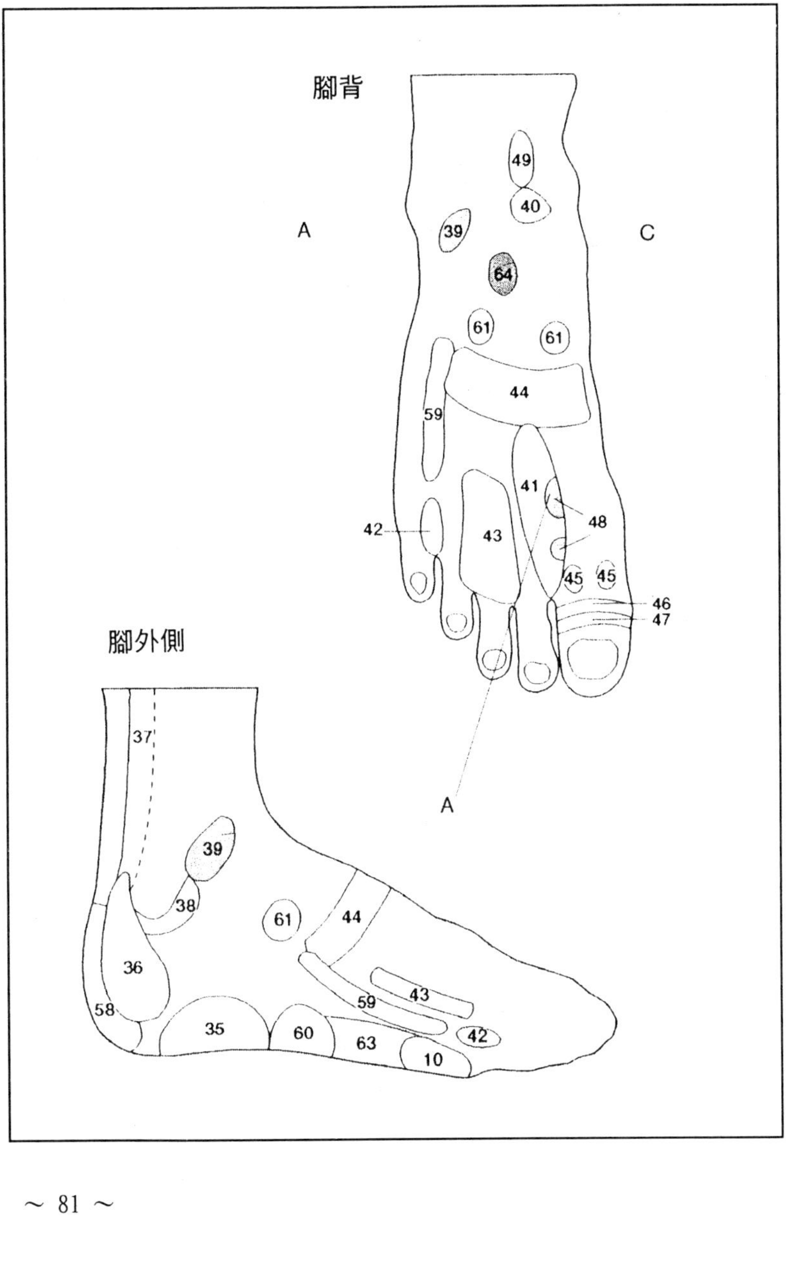
腳背
A
C
49
40
39
64
61
61
44
59
41
43
42
48
45
45
46
47
A
腳外側
37
39
38
61
44
36
43
59
58
35
60
63
42
10

●打鼾＝②⑥㊻㊼㊽

當打鼾、鼻子非常不通……等的時候

雖然打鼾也有程度上之差異，但是，在治療上仍以先徹底按摩屬於鼻子反射區的⑥，及副鼻腔的反射區②額竇。

然而探究打鼾之原因，可能是因爲鼻子不通，所以必須改用喉嚨呼吸所致，而隨著年歲日增，顎部的肌肉逐漸鬆弛，這也是形成打鼾的原因之一。

因此，才必須同時刺激喉嚨的反射區㊽、下顎的反射區、上顎的反射區㊼。至於喉嚨的反射區位於腳背的拇趾和食趾之間，及趾腿的部份。

上顎、下顎的反射區則於拇趾的表面趾甲下方，上顎在第一關節之上，下顎在第一關節之下，形成細長帶狀的橫跨過腳趾。

此外，打鼾會隨著年齡而逐漸嚴重化，又聽說最近罹患暫停呼吸數秒間的無呼吸症候群的人也逐年增加，因爲此攸關性命，勸你要早謀對策。

打鼾會遺傳性，甚至連小孩都會打鼾，對於這種小孩作腳底按摩也很有效。

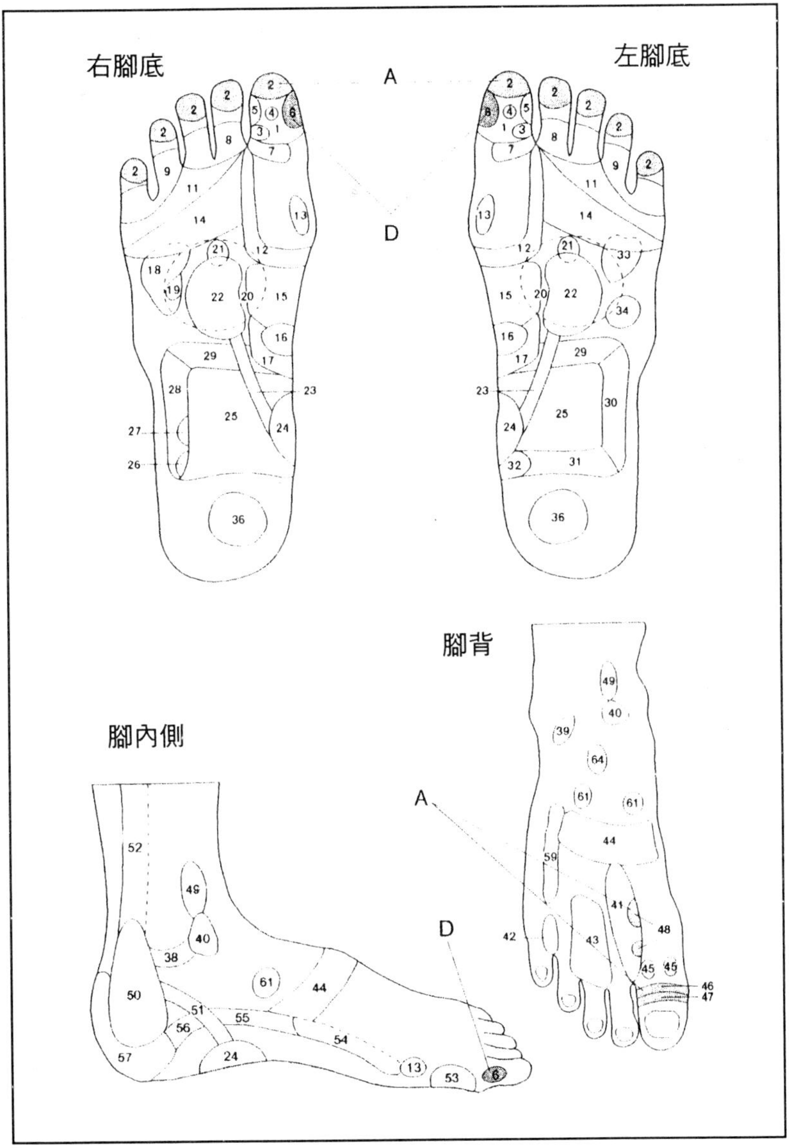
右腳底
左腳底
A
D
腳背
腳內側

●黑斑、皺紋、皮膚的鬆弛＝④⑫⑯

當有惱人的黑斑、小皺紋、肌膚粗糙感，想保持皮膚的彈性……等的時候

跟皮膚關係最密切的是④的下垂體的反射區。雖然身體內有甲狀腺、副腎、睪丸和卵巢等的生殖腺之內分泌器官，但腦垂體會分泌出刺激各內分泌之荷爾蒙，以及調整各種荷爾蒙分泌量的功能。

在透過來自下垂體適當調節荷爾蒙分泌量，我們才能保持皮膚的彈性，形成沒有皺紋的肌膚。因此，靠著刺激下垂體來維持荷爾蒙平衡，同時也要按摩⑫的甲狀腺、⑯的胰臟反射區來改善體內循環。

據說胎兒時的身體中九十%是由體液構成的，但長大後體液會不斷減少到七十%左右。甚至隨年歲日增還會降到六十%。二十歲和五十歲的肌膚彈性自是不可相提並論的。但同一年齡的肌膚若是水噹噹的話，那個人的體液量一定很豐富。

同樣是五十歲的人，有人被看成四十五歲，有人卻當成五十五歲看待，在其人生上，真是一大差異啊！所以要保有乾淨的體液，使體內循環順利進行，如此才可

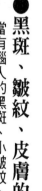

防止肌膚的老化現象，這和預防疾病也是環環相扣。

甲狀腺的反射區就在腳拇趾的趾根骨頭的四周，形成包圍狀的位置，因此要按摩此處借以調整甲狀腺荷爾蒙的均衡，以保持皮膚彈性。

另外，又因爲每二十八天皮膚會循環而新生，所以還要刺激胰臟的反射區，使新陳代謝更加活潑化。

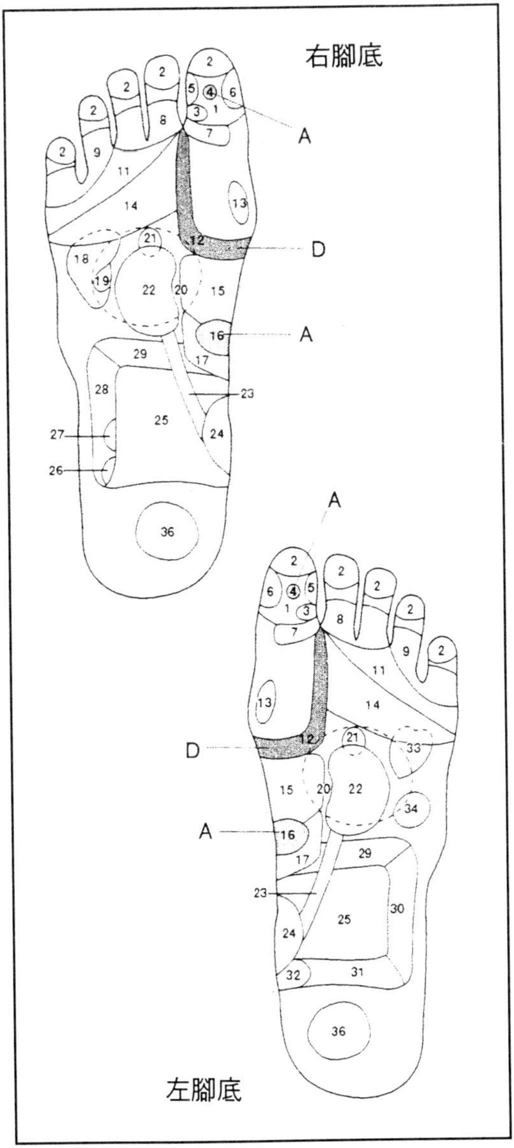

●青春痘、小膿包、濕疹＝④㉑㊴

當有青春痘、小膿包、痱子、濕疹……等各種皮膚的毛病時

青春痘常被人們說成是青春的象徵，即以發育期荷爾蒙平衡起變化開始的前後十年間而漸漸冒出。

雖然青春痘受到遺傳影響很大，不過不管是青春痘、小膿包、濕疹等，均可按摩腳底④的下垂體反射區，維持荷爾蒙正常平衡而事先預防。

萬一已經冒出青春痘時，沒有必要去觸摸他或擠破他，因爲沾了汗或皮脂，更容易感染細菌，引起發炎。

若遇到此時要進一步刺激㉑的副腎、㊴的上半身的淋巴腺反射區，不但可壓抑發炎，還不會有痛感或留下疤痕。

一般地說，男性得青春痘者居多，但最近市面推出良質的洗面皂，不分男女，會保養自己肌膚的人增加倒是好現象。不過會長濕疹的肌膚要避免強烈的刺激。

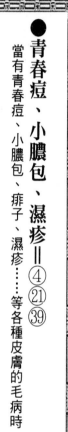

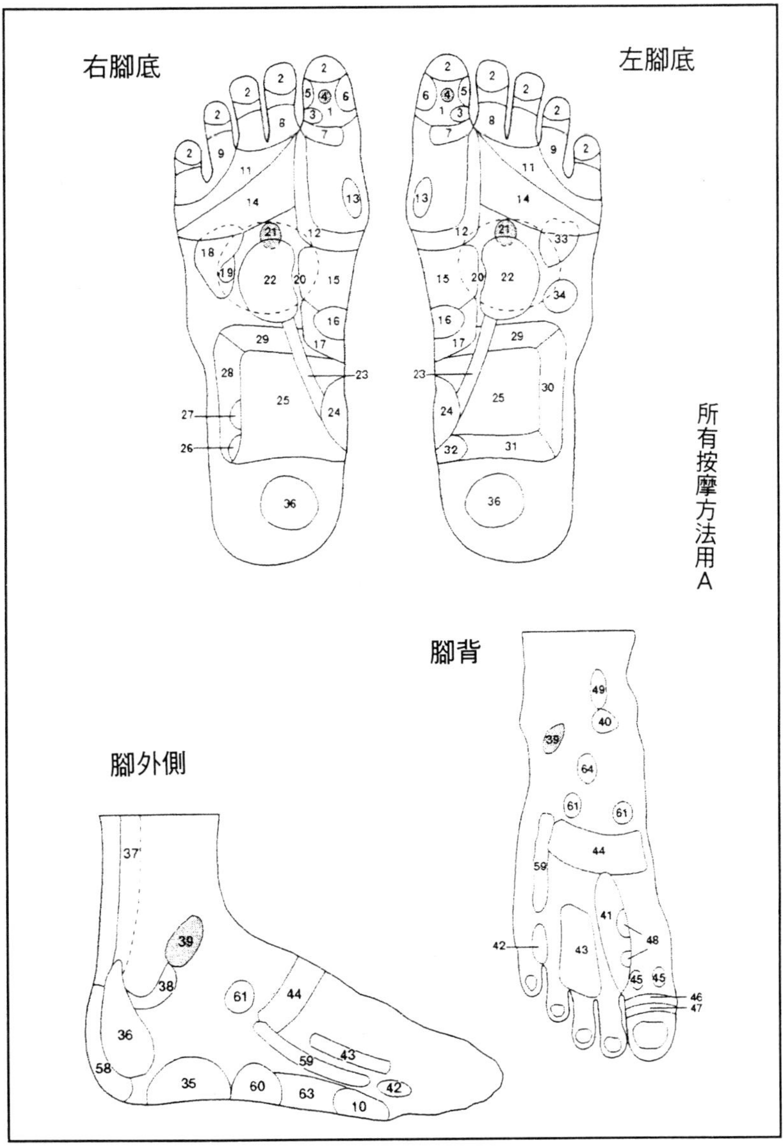
右腳底
左腳底
所有按摩方法用A
腳背
腳外側

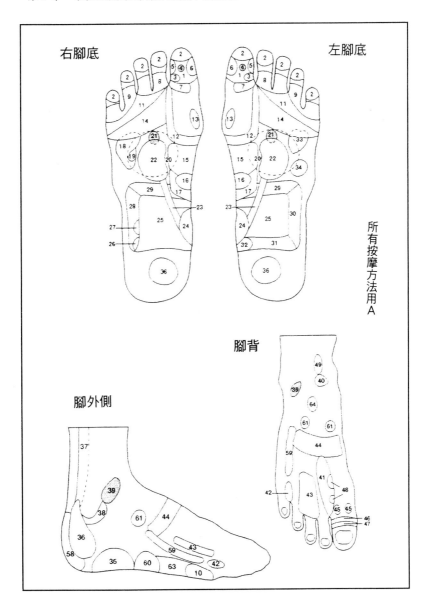

●臉色難看＝⑭⑱⑲㉒㉓㉔51

臉色不好，沒有朝氣，臉上沒有光澤、彈性……等的時候

臉色像是很快告知內臟器官生病的信號燈一般，特別是被說成是沈默臟器的肝臟和腎臟，除非病情已相當惡化，否則不會呈現出自覺症狀。但只要注意觀察他會明顯呈現在臉色上。但想分辨出談何容易，必須多加體驗才行。

例如，肺不好的人，臉上的光澤和彈性全失。若換作肺臟或膽囊不好之人，其臉上雖有光澤，但臉色呈現出獨特的紅色，待病情更加惡化後，臉色則偏向黃色。

又如腎臟不好的人，臉色是沒有光澤，且帶灰黑色，是失去血色的臉。

如果查覺到臉色稍微不好，即代表身體某處有毛病，已亮起紅燈，此時要仔細按摩⑭的肺、支氣管，⑱的肝臟，⑲的膽囊等各個反射區，進而更要仔細按摩㉒的腎臟、㉓的輸尿管、㉔的膀胱、51的尿道的各反射區，儘快把廢物排出體外。

最近去健身房等照射紫外線把肌膚晒黑之人增多，如果一整年都如此，根本無法以臉色查覺出自身的健康狀態。所以要定期檢查臉色，趁早發現疾病爲要。

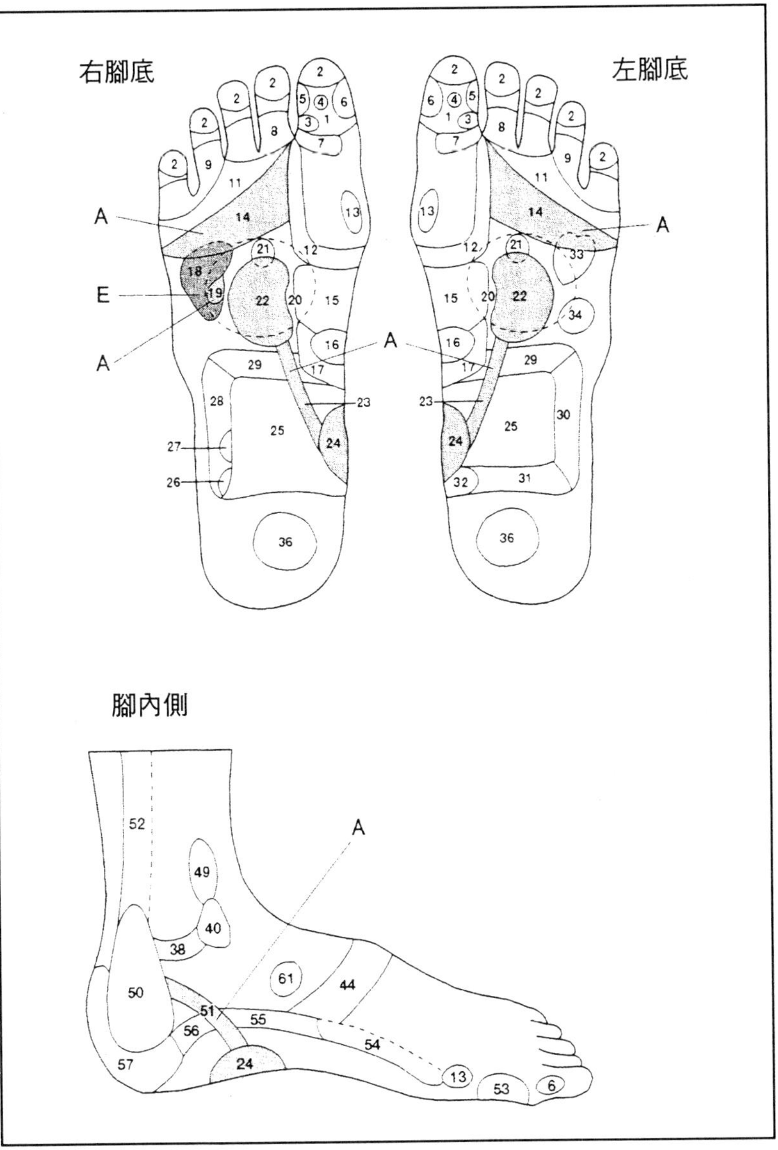
右腳底
左腳底
A
E
A
A
A
2
5
4
6
3
1
7
8
9
11
14
13
12
21
18
19
22
20
15
16
17
29
23
28
25
24
27
26
36
33
34
30
31
32
腳內側
52
49
40
38
50
51
56
57
24
61
44
55
54
13
53
6

●顏面神經痛、抽搐症＝②⑤⑳
當壓力在無意識中引發的各種症狀時

在眼睛四周一動一動的抽搐，以及面頰會抽筋之顏面神經痛，這和本人的意識無關。引發的症狀，常帶給患者極大的痛苦，那是因為神經疲勞，或壓力所致。

孩子多見的抽搐症，也是臉和頸子抽搐的症狀，當雙親的親情不足或心有不滿時，不能發洩而造成壓力才引發。很多母親一看孩子抽搐就驚慌失措，往醫院跑也無濟於事，此時應先確認雙親的親情有無好好地貫輸給孩子，要下意識跟孩子多說話，多肌膚之親，一點點不一樣的行為，可在一瞬間改善情況的例子比比皆是。

要改善抽搐症狀，可按摩腳拇趾內側⑤的三叉神經反射區，而三叉神經又叫第五腦神經，位於眼睛深處之神經節，它是非常重要的神經，掌司跟顏面、牙齒、舌頭、粘膜、角膜、鼓膜、腦的硬膜、腦血管等有關之知覺，同時，連②的額竇交射區也要一起按摩。

另外想解除壓力和焦慮時，要仔細按⑳的腹腔神經叢之反射區。因為在腹腔神經叢內聚集網格狀的末梢神經，因此，若承受壓力則會影響內臟的各器官之消化液和荷爾蒙的分泌，而成爲引起內臟疾病之誘因。例如人際關係不如理想，或情緒不穩定等的時候，此一反射區會起過敏反應。

此腹腔神經叢的反射區包括腎臟、副腎、胃和十二指腸、膽囊、肝臟等的反射區在內的一大領域，剛好位於腳心正上方的地方。

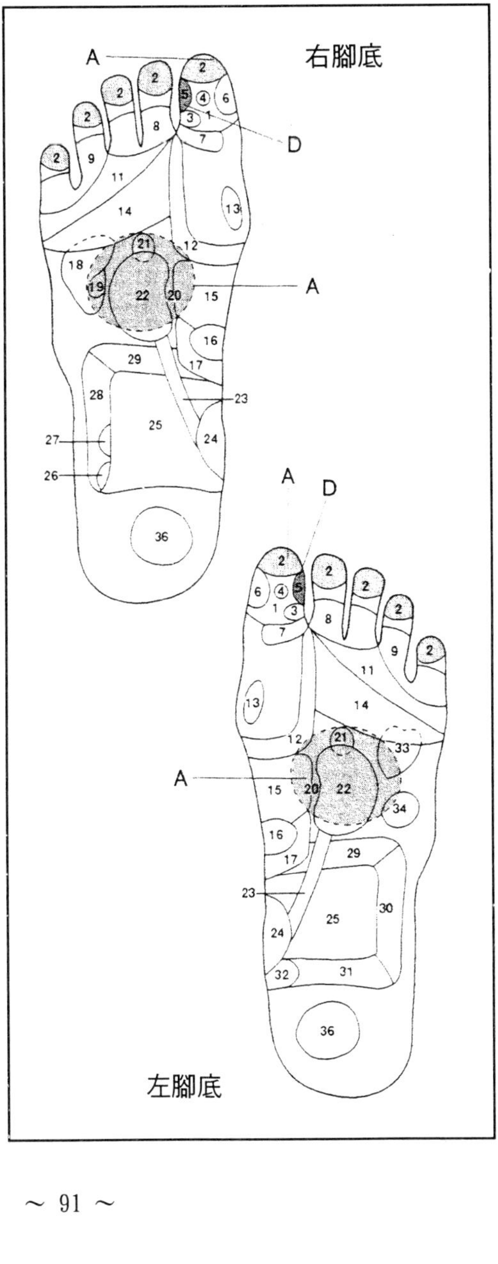

●眼睛疲勞、近視＝⑧

當眼睛模糊、乾澀、看不清、近視、遠視、老花……等眼睛的各種症狀時

為了預防、改善因打電腦、玩電動等，眼睛使用過度所引起的乾眼症、近視、遠視、老花等，要按摩眼睛的反射區⑧，如果右眼，則反射區在右腳；是左眼則在右腳的腳食趾和中趾即是反射區。

此時的按摩要訣是，要充分按摩到食趾和中趾的趾根為止，必須仔細用力地按摩以腳的背側到腳心為止。

有位上班女職員訴說，她因為工作，整天都注視著電腦螢幕，到了週末，漸漸地頭痛不已。像這種因為眼睛使用過度而形成頭痛的原因之一，也是十分常見。

我幫她按摩眼睛的反射區，剛開始她痛得哇哇叫，後來指導她每日自我按摩，據說大約二星期後，頭痛痊癒，每天早上起床精神飽滿的上班去。後來用ＥＥ手鐲（⇩一七二頁）來加以預防，於是前述的眼睛疲勞就不再感覺到。

然而不只是眼睛疲勞而已，凡是有近視、遠視、老花之人，在按摩時可能有不少人也會有疼痛的感覺，但只要持之以恆地按摩下去，應可期待改善之效。

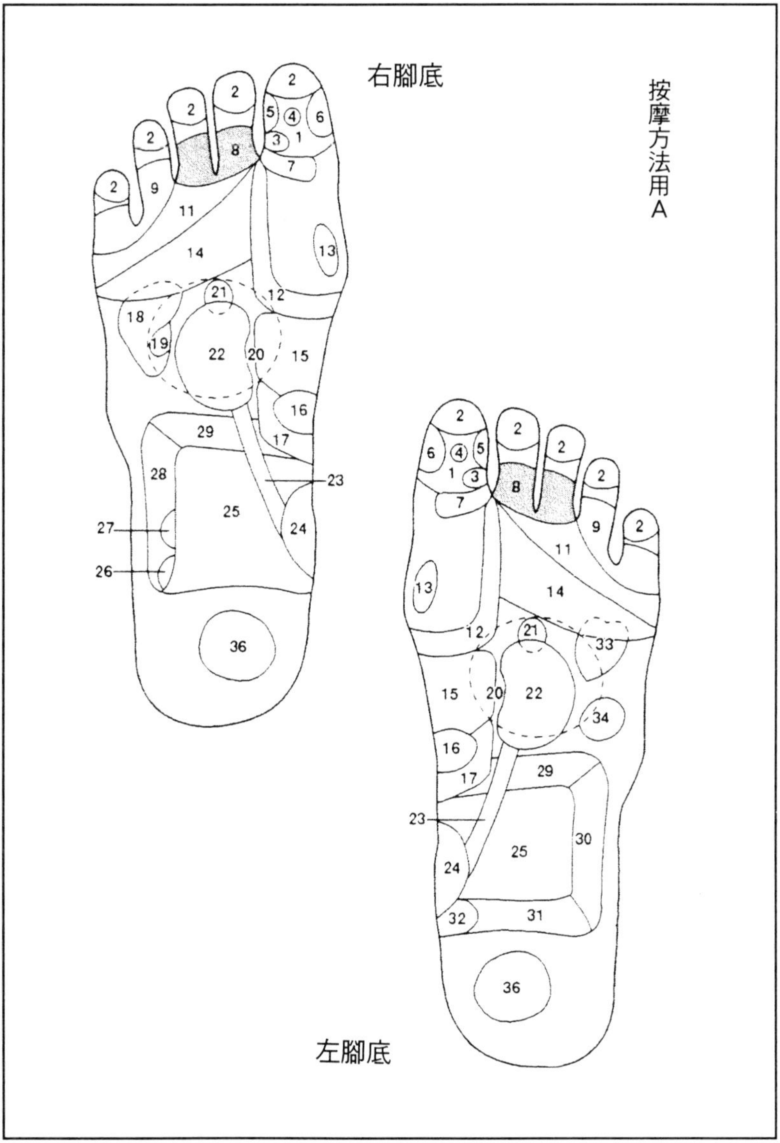
右腳底
按摩方法用A
左腳底

●針眼、結膜炎＝⑧㉑㊴

當有針眼、結膜炎、角膜炎……等會併發發炎的眼睛症狀時

跟眼睛疲勞一樣要按摩⑧的眼睛反射區，必須要充分按摩到食趾和中趾的趾根為止。

進而為了壓抑細菌性的發炎，要按摩㉑的副腎、㊴上半身的淋巴腺反射區。而從副腎分泌出之副腎皮質荷爾蒙具有成為人體抵抗力的來源之淋巴球的生產旺盛、壓抑發炎的功能。

只要改善淋巴腺的功能，淋巴球即會增殖，結果在體內每一角落和細菌作戰。

顏面是血管密集的部位，自古相傳在眼睛、鼻子四周的小膿包碰不得，原因是萬一在那部位有細菌入侵的話會轉移到大腦去。

在此涵意上，可不能小看眼睛的受傷，還要造成萬一受傷也容易治好的身體。所以要把身體保養好，即使同樣是受傷，也會比別人輕許多，為此要做腳底按摩。

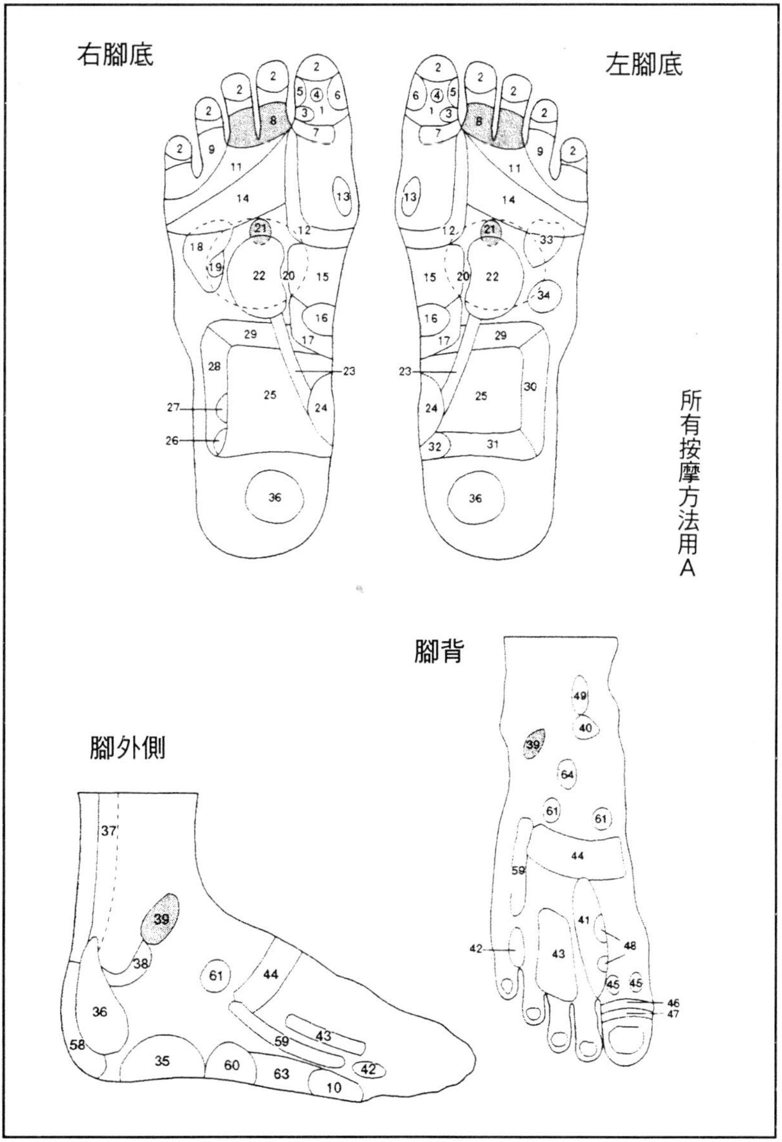
右腳底
左腳底
腳背
腳外側
所有按摩方法用A

●禿頭、地中海型禿頭症＝④⑫

為了掉髮、年輕即禿頭而傷腦筋、髮質又細又脆弱者、地中海型禿頭症……等為三千煩惱而煩惱時

頭髮跟荷爾蒙有密切的關係。

在體內有甲狀腺、副腎、睪丸和卵巢等的生殖腺之內分泌器官，而屬於④的反射區之下垂體會分泌出刺激這些各內分泌之荷爾蒙，並調整各種荷爾蒙分泌量之功能。其中萬一甲狀腺荷爾蒙之分泌異常，最容易使頭髮嚴重掉落或變成禿頭。

所以按摩④和⑫的甲狀腺反射區，借以調整荷爾蒙之平衡。

再說，最近即使是年輕的男性和女性也增加許多爲了頭髮稀疏而大傷腦筋的人。雖然像壓力、精神不穩定等一直跟現代社會常相左右，不過常保頭皮的乾淨，改善身體的血液循環也是防止年輕禿頭的方法。

爲了要促進血液循環，還要養成不止是局部的按摩，連腳部全體都要仔細好好按摩的習慣，更能提高效果。

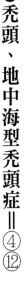

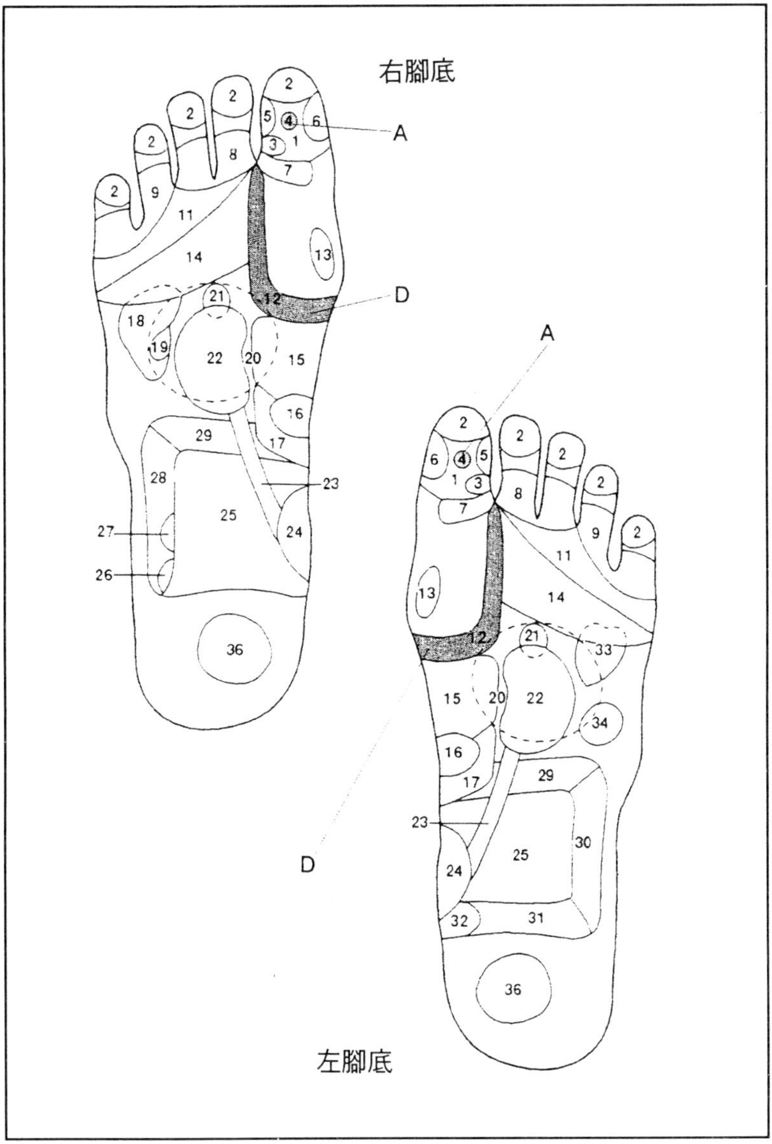
右腳底
左腳底
A
D
A
D
2 2 2 2 2 2
5 4 6 1 3 7 8 9 11 14 13
12 21 18 19 22 20 15 16 17 29 28 23 25 24 27 26 36
2 2 2 2 2 6 4 5 1 3 8 7 9 11 14 13
12 21 33 15 20 22 34 16 17 29 23 25 30 24 32 31 36

●肩膀酸痛、五十肩＝⑩⑪㊸㊾

當肩膀酸痛、四十肩、五十肩等……的時候

肩膀酸痛的種類繁多，以輕微的症狀開始，到會有催吐感般之慢性症狀，甚至手臂的上下均受影響之四十肩、五十肩等均是。

位於腳外側面的⑩是肩關節的反射區，當知道肩膀酸痛的原因時即按摩此處，例如以周圍的肌肉引起時，要一併按摩位於肩膀下方三角形的大肌肉之⑪僧帽肌，或㊾肩甲骨等的反射區。也有人因爲頸椎扭斜才肩膀酸痛的，則還要按摩㊸的頸椎反射區。至於頸椎反射區位於腳內側拇趾旁邊。

有一次我到朋友間的店時，剛好碰到有一位年輕的女店員，聽她說她的肩膀好酸痛，連站也站不穩，根本走不動，還伴隨激烈的頭痛，因此想提早下班。

當時我二話不說，馬上替她作腳底按摩，過數分之後，原本站不穩、走不動而疼痛不已之人，沒想到在一瞬間竟走起路來且動作有模有樣。結果那位女店員上到下班時才離去，這是我到目前爲止，難以置信的體驗。

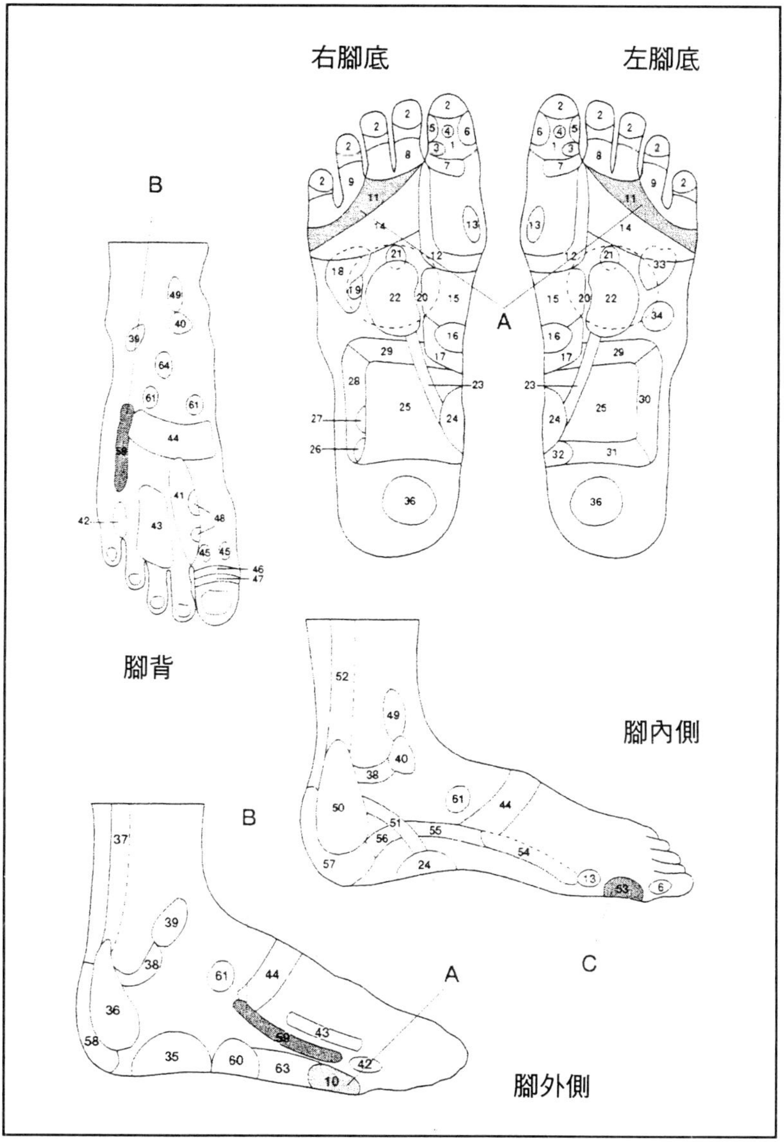
右腳底
左腳底
A
B
腳背
腳內側
B
A
C
腳外側

●手部麻痺、手臂麻痺＝⑪⑬㉑53

當手指尖麻痺、手臂麻痺、關節疼痛等……的時候

手部或手臂麻痺的主要原因即是頸椎扭到，所以，必須按摩位於腳的內側53頸椎之反射區。

另外關節積存廢物而壓迫神經也會引起麻痺，但不論是頸椎或關節為起因，均要有鍛鍊肌肉內之支撐意念，此時要按⑪的僧帽肌反射區，進一步再按⑬的副甲狀腺及㉑副腎的反射區。

有一位六十三歲的老婦人，長年為手和手臂麻痺而傷腦筋，看遍整形外科，也接受理療師作拉筋治療，仍治不好。後來她來找我，我立刻為她作腳底按摩，還指導她平常自我作按摩，大約過一個月她來向我報告說：麻痺情況已好轉，如今她把整形外科的治療時間騰出一半作腳底按摩，如此善於利用時間，真好。

又因為腳底按摩沒有副作用，任誰都可以作。據她說她還教其他的同伴作，大夥皆大歡喜。

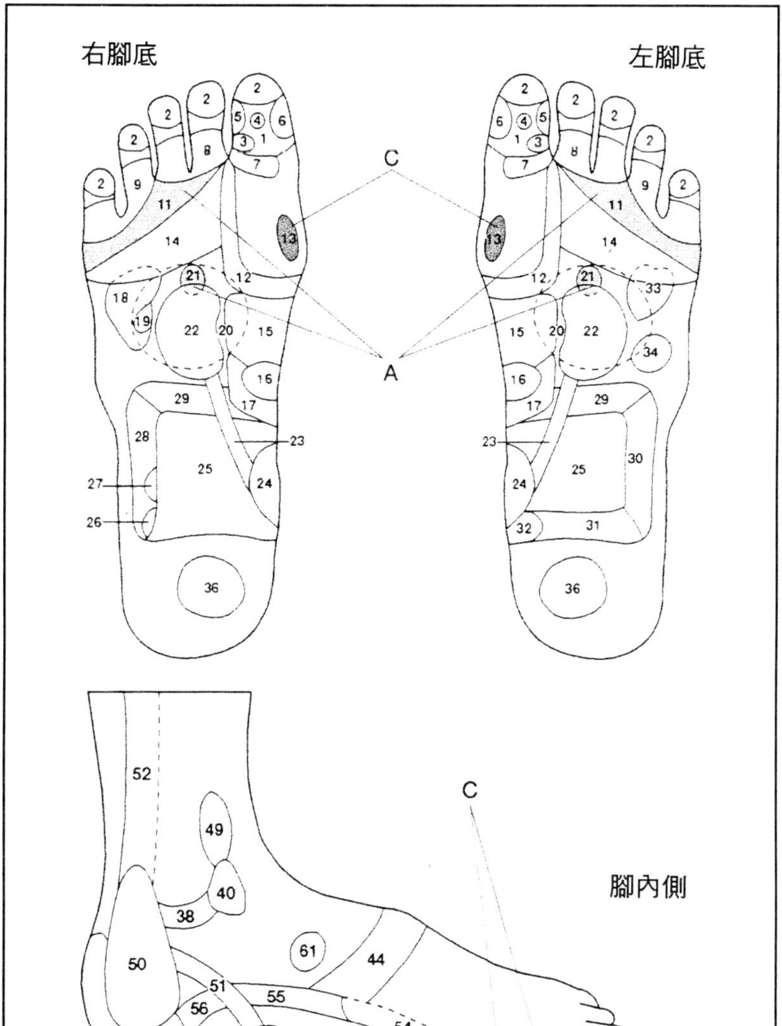
右腳底
左腳底
C
A
2
5
4
6
1
3
7
8
9
11
13
14
12
21
18
19
22
20
15
16
29
17
23
28
25
24
27
26
36
33
34
30
31
32
腳內側
52
49
40
38
50
61
44
51
55
56
54
57
24
13
53
6

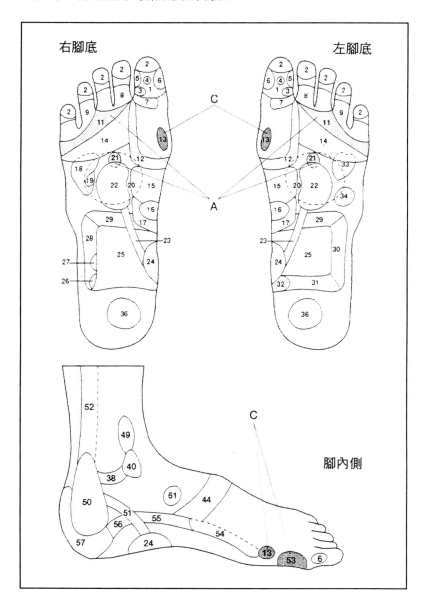

●氣喘＝⑬⑭㊴㊵㊶54

當常常咳嗽、支氣管疼痛、慢性氣喘、不經意中抽煙過度……等的時候

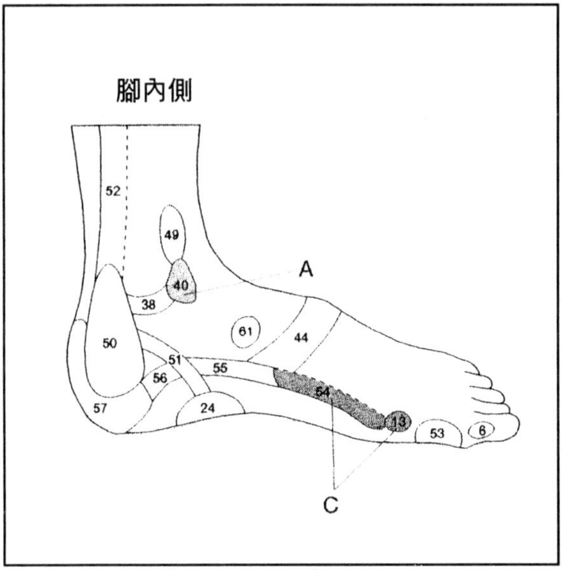

最近增加了許多因壁蝨、寵物的毛等過敏引起的氣喘。一般說來氣喘會引起呼吸困難、胸部發炎，給日常生活帶來莫大的影響。

此外，又看到很多家長爲了孩子的小兒氣喘而傷腦筋，但不管什麼，都要以⑭的肺和支氣管的反射區爲中心來作腳底按摩。

有一位國中男生自幼即罹患氣喘，只是上下樓梯即呈現喘不過氣的狀態，在初診中，特別是肺和支氣管的反射區

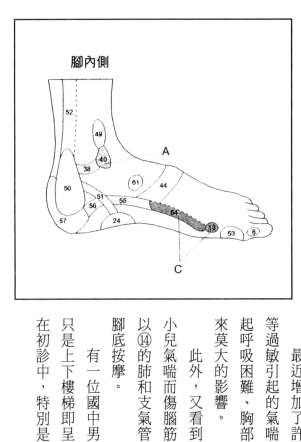

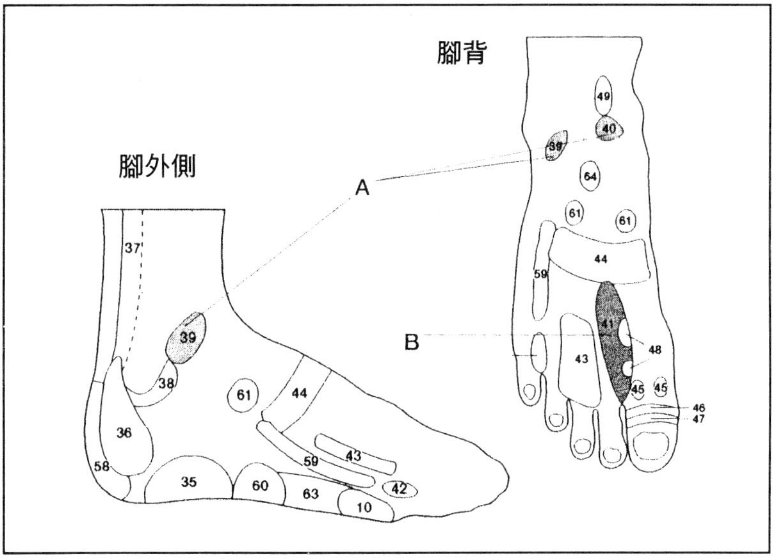

起敏感反應，她甚至連服用中藥都會出現過敏症狀，後來我爲他每日作腳底按摩，爲期一個月。結果他復原到上體育課時已可和同學一起賽跑。

首先主要是按摩⑭的肺和支氣管的反射區，不論血液循環有多好，如果引進氧氣，排出二氧化碳的肺的功能降低的話，循環於體內的血液是污穢的，也無法維持健康身體。

除了按摩此一反射區之外，還要擴大到僧帽肌的反射區的下面的兩腳。

進一步再分別按摩對所有過敏均有效的⑬副甲狀腺的反射區，又爲了避免引起發炎，要仔細按摩㊴～㊶的上半身、下半身、胸部的淋巴腺，有時當胸椎側旁壓迫到肺時，要按摩(54)的胸椎的反射區。

若碰到動不動就氣喘，或咳個不停的人等，務必每天持之以恆地作腳底按摩。

對於抽煙過度的人也值得一試。只是胸椎側彎程度相當嚴重的人，可以一面請熟練的脊椎按摩師矯正，另一面持續作腳底按摩，將可更加恢復健康。

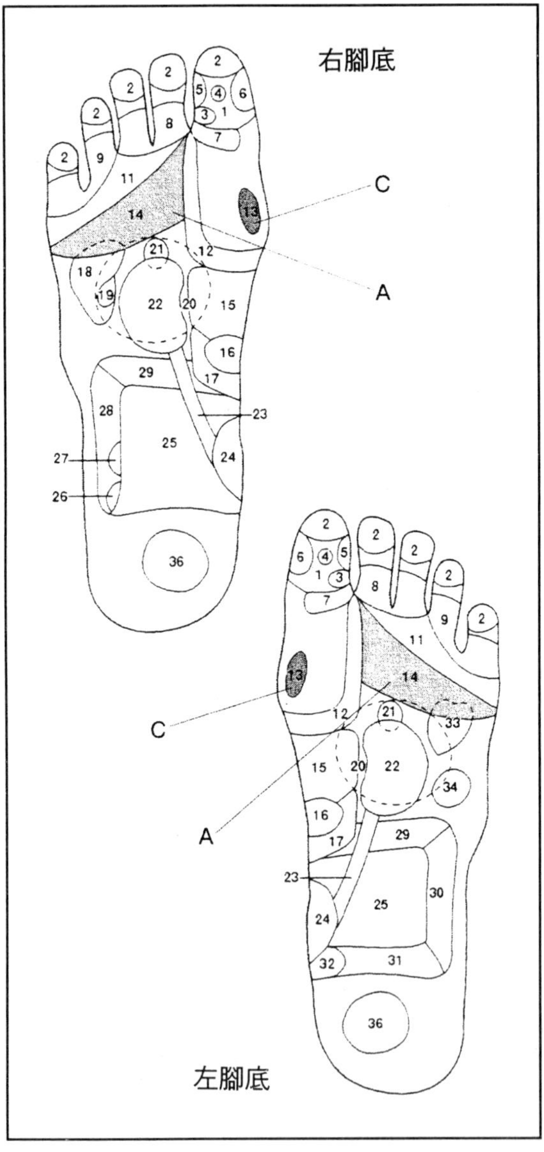

●心臟、狹心症＝㉑㉒㉓㉔㉝㉞㉛

當心臟肥大、心肌梗塞、心臟衰弱、狹心症……等的時候

雖然有分因心臟功能降低而引起之症狀，以及因血液循環不良而引起之症狀，但如果心臟沒有好好的起作用，向全身送出血液，不管是氧氣或營養份均無法送達身體的每一處，另外像二氧化碳、尿酸、乳酸之廢物也無法排出體外。

因此，最重要的是使體內循環活潑化，把廢物排出體外、保持血液、淋巴液的乾淨，避免加重心臟負擔。

另外，又如在第四章中所說明的陰陽平衡原理（⇩一九八頁），各個臟器會互相協助發揮功能。萬一心臟有障礙時，在互相抵制的關係下，接著是肺部衰弱，再來是肝臟、脾臟的功能不良。一旦平衡崩潰，健康將如排山倒海般，再也無法維持了。所以千萬不可使其他的臟器惡化。

有關心臟症狀的對應法是，必須按摩㉝的心臟反射區。至於心臟的反射區在於跟肝臟相反的左腳上，因爲位於深處，必須用力地按摩爲其要訣。

而且本腳底按摩健康法的原理之一是，改善排泄功能，更是要在有意識下實行分別按摩㉒的腎臟、㉓的輸尿管、㉔的膀胱、�51的尿道之反射區。進而按摩會控制循環系統的㉑的副腎，以及屬於血液再生功能的㉞的脾臟反射區。

只要刺激脾臟反射區，也可改善多見的高血壓及低血壓、心律不正等現象。

有一位男性的公司董事長，罹患嚴重的心臟病，每天均得服藥，在這數年內完全沒有康復的跡象，於是臉色蒼白地前來找我。

經過初診，我在某一程度上認識到他病情的嚴重程度，我開始仔細按摩他的各個反射區，而且非常小力，因爲如果太急太用力的話會加重他身體的負擔。

碰到重症病患時，首先以一點點輕微的力去按摩爲宜。

經過一星期左右，原來那名男子害怕外出，但有一次他被迫非得外出不可，於是坐計程車外出。回來後向我報告，令他十分訝異的是他一點也不怕上下車了。

在我指導之後，他自己每晚也可以一點點地按摩，這帶給他無比的自信，接著在二個月之後，他可以定期到公司上班。雖然仍是照常服藥，但每日的生活都是充滿幹勁。

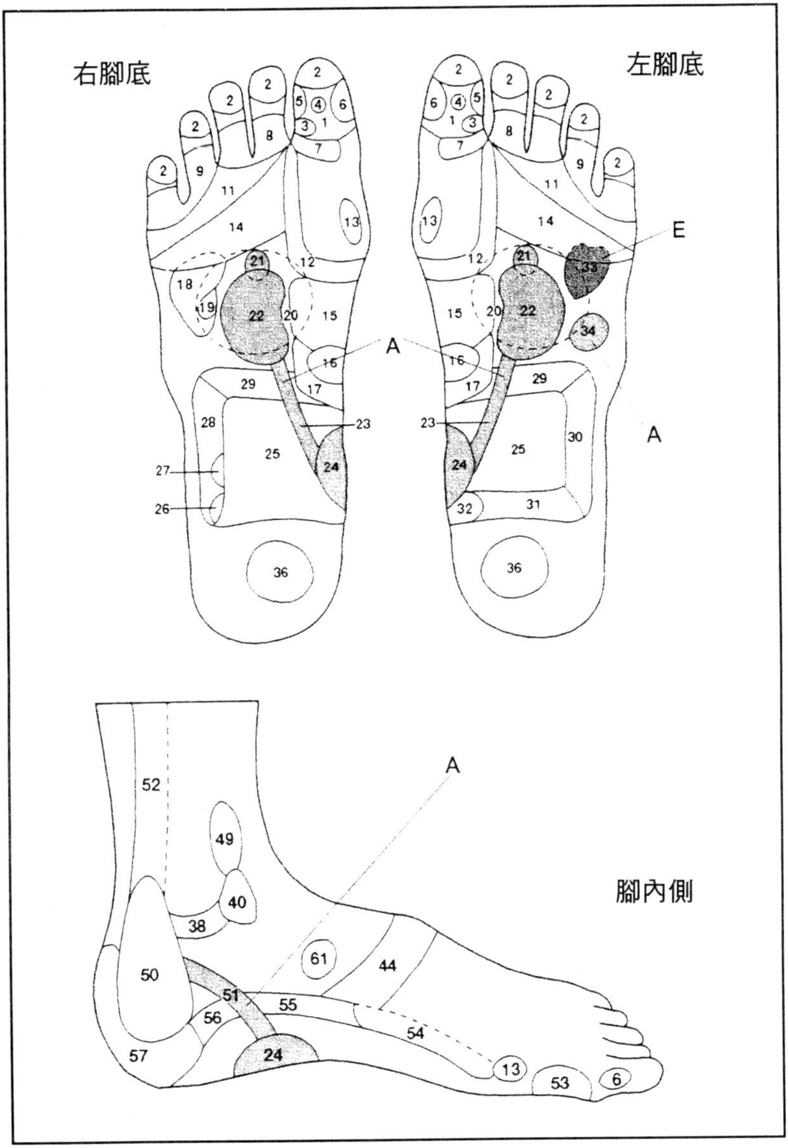
右腳底
左腳底
腳內側
A
E

●感冒＝⑥⑭㉞㊴㊵㊶㊽54

一旦開始感冒，或治不好時，所謂的感冒對策……等

感冒的病毒會從鼻子、喉嚨的粘膜入侵到體內，而身體會以打噴嚏、流鼻水的方式趕走病毒，這是人體原本具備的治癒能力，所以不要一看打噴嚏、流鼻水，即立刻服藥。

身體在面對外來入侵的異物和病毒時，會產生拒絕反應或抗菌反應，並以各種種類和階段來阻止病毒，進而保護身體。但如果身體本身疲勞或免疫力下降時，則會出現感冒的症狀，且此症狀會逐漸加重。

所以，務必使身體的阻止功能活潑化，建立起當病毒蔓延時也不易生病的健康身體爲要，此腳底按摩即爲最理想的健康法。如果一切唯藥是賴，結果身體所具備的阻止功能漸漸起不了作用，於是只是病毒以鼻子入侵而已，身體竟衰弱到立即引發肺炎之程度。因此應該要儘量使自己的功能發揮作用，而不可令其下降。

如果是初期的症狀時，務必特別按摩⑥的鼻子反射區，和⑭的肺、支氣管的反

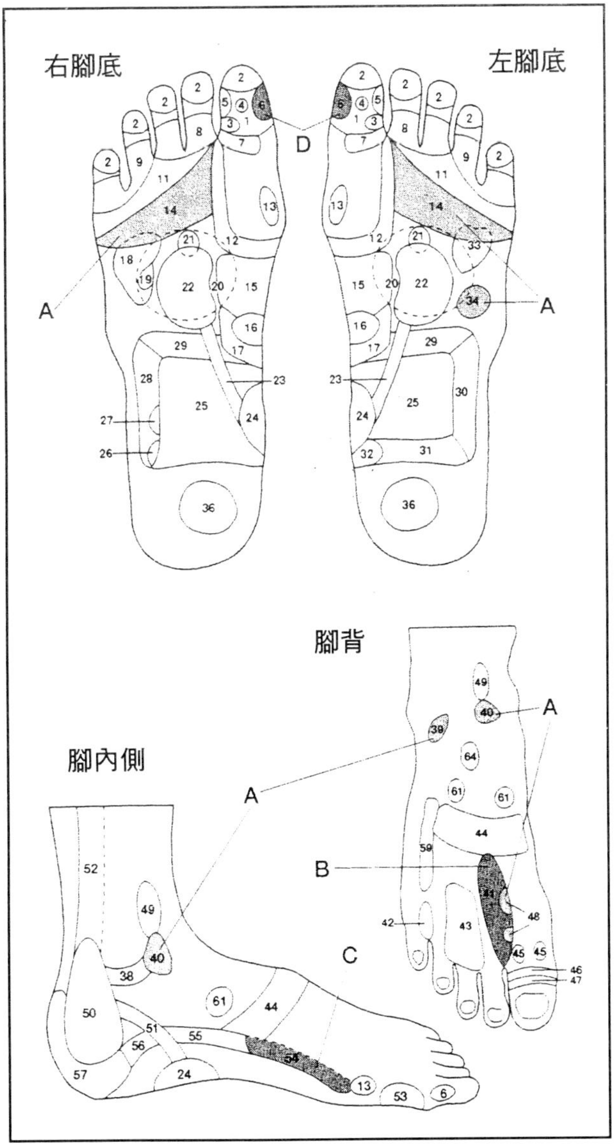

射區。若症狀惡化時，則還要按摩㉞的脾臟、㊽的喉嚨、氣管、㊴～㊶的上半身、下半身、胸部的淋巴腺、(54)的胸椎的各反射區。而只是加強其中的淋巴腺，若有感冒就可壓抑到只有流鼻水的程度而已。

●糖尿病＝④⑯㉒㉓㉔(51)

糖尿病是屬於飽食時代的代表性疾病。由於現代社會太過便利，身體能充分運動的機會已極度地減少。而我們常聽到只要吃八分飽即可，但爲了避免生病，到了六分飽就要忍住是最好的。

一旦被診斷出患有糖尿病時，它是沒有直接性的治療法，難免在生活範圍上有阻礙，例如飲食受限等。

但最可怕的是它會併發其他的合併症，甚至有失明等之虞。爲了避免併發症，或已併發合併症時，除了飲食、運動療法之外，同時靠腳底按摩來防止病況惡化。

雖然糖尿病患對於鹽分和糖分等的攝取過量特別敏感，但此病是因胰島素分解來不及才引起的，所以先要按摩⑯的胰臟反射區。然後使排泄器官活潑化也是很重要，此時按摩㉒的腎臟、㉓的輸尿管、㉔的膀胱、(51)的尿道。而最主要是使胰臟的功能活潑化，使胰液分泌能平衡得當，即可改善消化不良和新陳代謝。

再說，因爲發出指令的是④的下垂體，所以平常也要一併刺激該處，還可預防胰臟炎、胰臟癌，更能預防因爲荷爾蒙失調所引起的其他疾病。

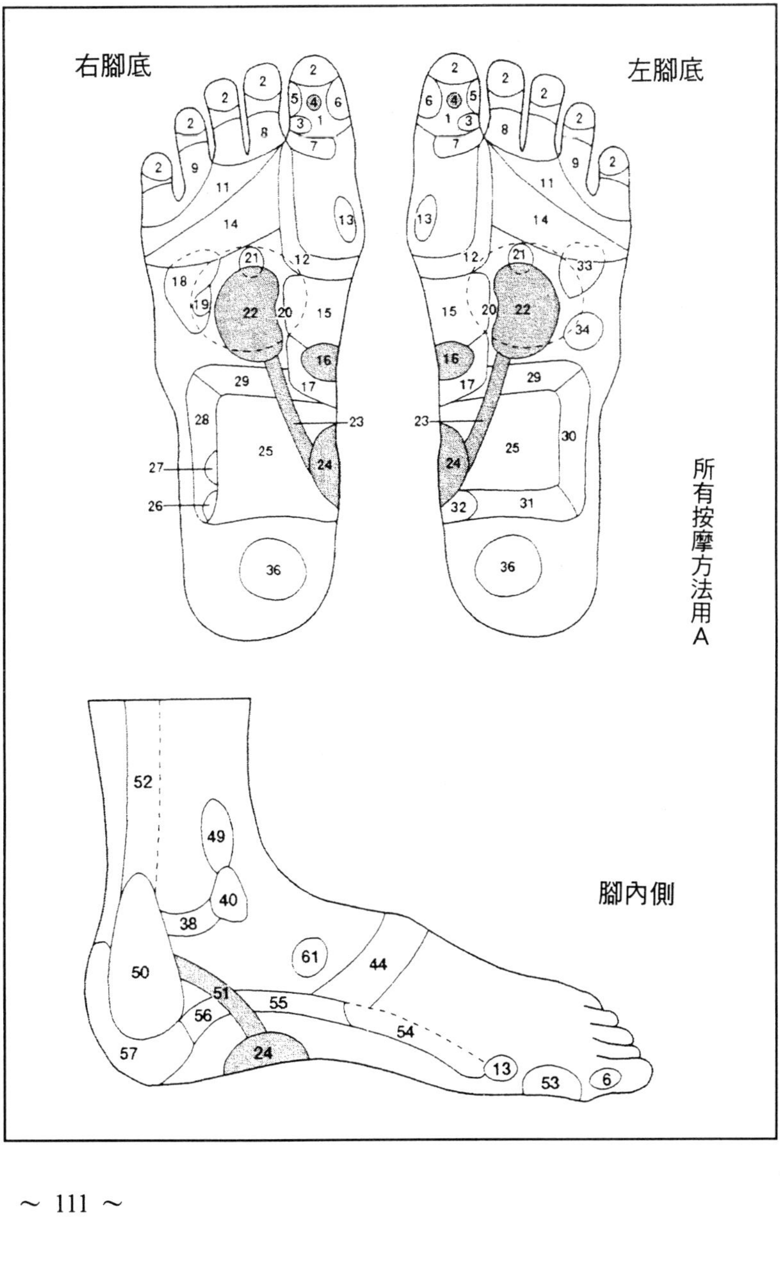
右腳底
左腳底
所有按摩方法用A
腳內側

●甲狀腺疾病‖⑫

位於喉頭下面附近的內分泌腺之一，可提高身體的新陳代謝，促進成長、發育。

甲狀腺異常有二種：一是荷爾蒙分泌過剩的亢進性毛病，包括：不管吃再多也不會胖，食量驚人的瘦子，指尖發抖、盜汗、眼珠凸出、掉髮、失眠、生理不順等的症狀。

另外爲甲狀腺分泌太少的低下性毛病，症狀有變肥胖、皮膚失去彈性和光澤，有氣無力、易怒等的症狀。至於最近有些「過動兒」被認定是甲狀腺疾病之一。

有一位母親帶著她的兒子前來找我，並訴苦說：她的兒子最愛吃零食，長得胖嘟嘟的，只待在家中，哪兒也不去。我很快地教其母，每天臨睡前爲其子按摩這個甲狀腺的反射區⑫，不但可安心地入睡，還可增進親子之情。

當那個孩子上國中時，其母寫信來說：「本來我十分擔心他會拒絕上學或誤入歧途，沒想到卻完全不必操心，如今他在課業和運動方面均很用心。」可見及早謀得對策的重要性。

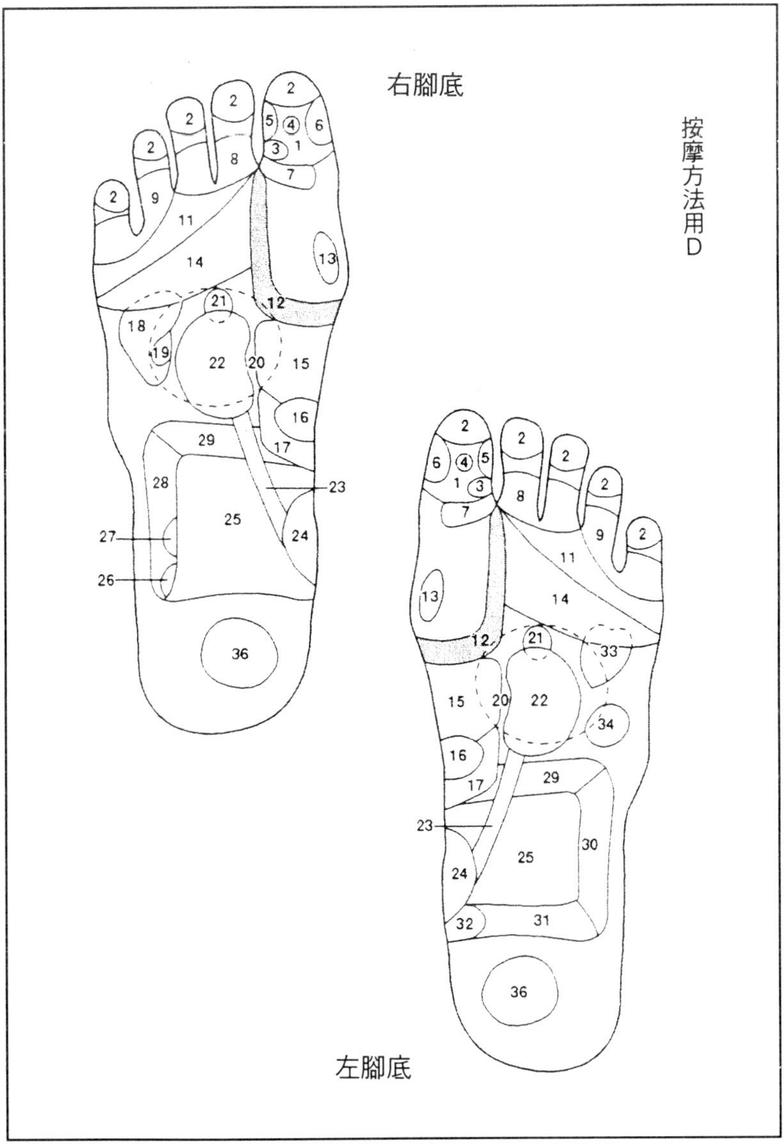
右腳底
按摩方法用D
2
2
2
2
2
5
4
6
3
1
7
8
9
11
14
13
12
21
18
19
22
20
15
16
29
17
28
23
25
27
24
26
36
2
2
2
2
2
6
4
5
1
3
7
8
9
11
14
13
12
21
33
15
20
22
34
16
29
17
23
30
25
24
32
31
36
左腳底

●酒精依賴症＝⑱

當有酒精依賴症，或為了應酬使酒精量增加……的時候

提到了酒精，任誰都知道和肝臟是劃上等號，它具有處理體內的有毒物質，使它變成無毒的解毒作用，還會把阿摩尼亞變成尿酸的功能。

又因爲肝臟和腎臟很難顯現出症狀，等到自覺症狀出現時，已是病況相當嚴重了。但當肝臟惡化時，臉色會逐漸變成紅黑色，所以，在喝酒過量或根本沒有休肝日，從不間斷的喝酒時，檢查臉色若變成紅黑色，不妨認定肝臟已相當衰弱了，因此必須要定期接受檢查才是。

壓力也是酒精依賴症的一大原因，一旦得到此病，在治療上頗費時日，如果你按摩這種人的肝臟反射區時，他會痛得跳起來，而大多已長出僵硬的凝塊。

雖然前面說過肝臟的症狀是很慢才會出現的臟器，但是得到酒精依賴症的人，其他的臟器也相當衰弱，所以非早日從酒精中解脫出來不可。

肝臟的反射區在右腳，如果爲了尾牙，或喝春酒，無論如何也推脫不掉的應酬

右腳底

按摩方法用 E

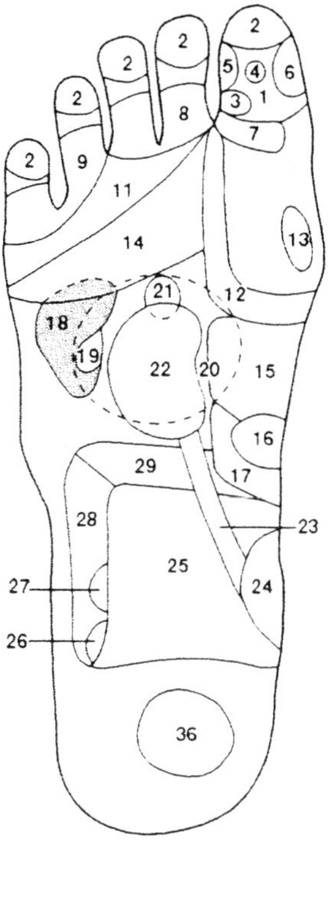

時，可在睡前作腳底按摩。

●便秘＝⑮⑯⑰⑳㉕㉖㉗㉘㉙㉚㉛㉜52 55

當排便不順，或慢性便秘等……的時候

得了慢性便秘非常痛苦，且以女性患者居多，她們大多肌膚相當粗糙。

便秘的原因和水份及缺乏食物纖維質的飲食生活問題、壓力等均有關，像這些症狀原本是改善生活習慣就能消除的，但是奉勸各位不可掉以輕心，平日仍要靠腳底按摩促進大腸蠕動運動的活潑化才是。

便秘也是代表所有消化器官一律衰弱的證據，所以務必要按摩⑮胃、⑯胰臟、⑰十二指腸之消化器官系統，㉕小腸、㉖盲腸、㉗回盲瓣、㉘上行結腸、㉙橫行結腸、㉚下行結腸、㉛直腸、肛門之大腸、小腸關係，以及會促進大腸蠕動運動的52直腸肌的反射區，還要按摩會傳達腸管神經的55腰椎的反射區。

如果想消除壓力，要按摩⑳的腹腔神經叢的反射區。

又根據氣血流注的法則（⇩二〇五頁），在一天二十四小時中，各臟器、器官均有其發揮功能最活潑的時間，據此，從早晨五時到七時之間，是大腸功能最活潑

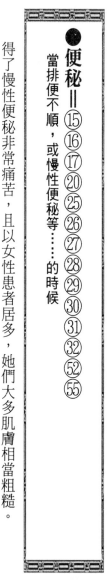

的時間，在此時間喝一大杯水，再於早晨七時到九時吃早餐，也是解除便秘的方法之一。

提到解除便秘，市面上可輕易買到便秘藥，但服用此種藥會造成自我治癒力的減退，對身體健康絕對不好，希望各位能一面作腳底按摩，且儘可能地自然排便。

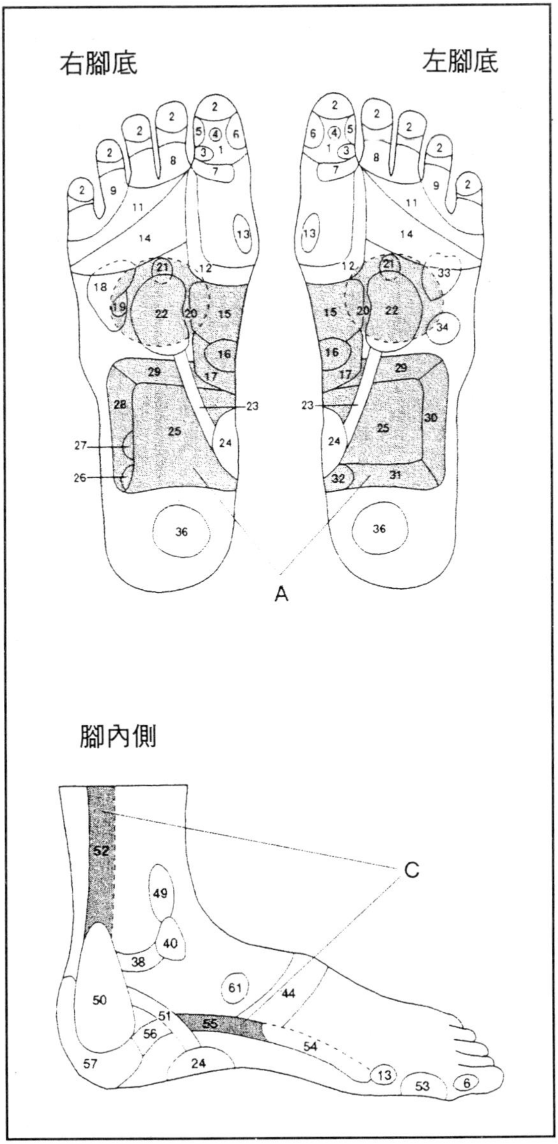

●下痢＝⑮⑯⑰⑳㉕㉖㉗㉘㉙㉚㉛㉜㊴㊵㊶㊿52

由食物引起的下痢、感冒引起的下痢，平常感到快要下痢……等的時候

說起身體的功能真是了不起，當我們吃太多食物、消化器官無法消受時，或病毒入侵時，身體會採下痢的方式把他們排泄出來。

另外，還有壓力引起的神經性下痢，甚至有人是習慣性下痢，凡想要作什麼事就拉肚子。有一位年輕的外務員向我訴說當公司大力要求提高營業業績時，不久後每當他黃昏時因到公司，固定會拉肚子而出現天天跑廁所的狀態。

此時要按摩⑮胃、⑯胰臟、⑰十二指腸的消化器官，和㉕小腸、㉖盲腸（蘭尾）、㉗回盲瓣、㉘上行結腸、㉙橫行結腸、㉚下行結腸、㉛直腸、㉜肛門的有關大腸、小腸的器官。如果又伴隨神經性的下痢，爲了促進大腸的蠕動運動要按摩52直腸肌的反射區，若有發燒或急性下痢時，可能是病毒入侵，因此要同時按㊴～㊶的上半身、下半身、胸部的淋巴腺和⑳腹腔神經叢。

先前提到的男性外務員，如此按摩大約一個星期後，下痢已開始獲得改善，聽

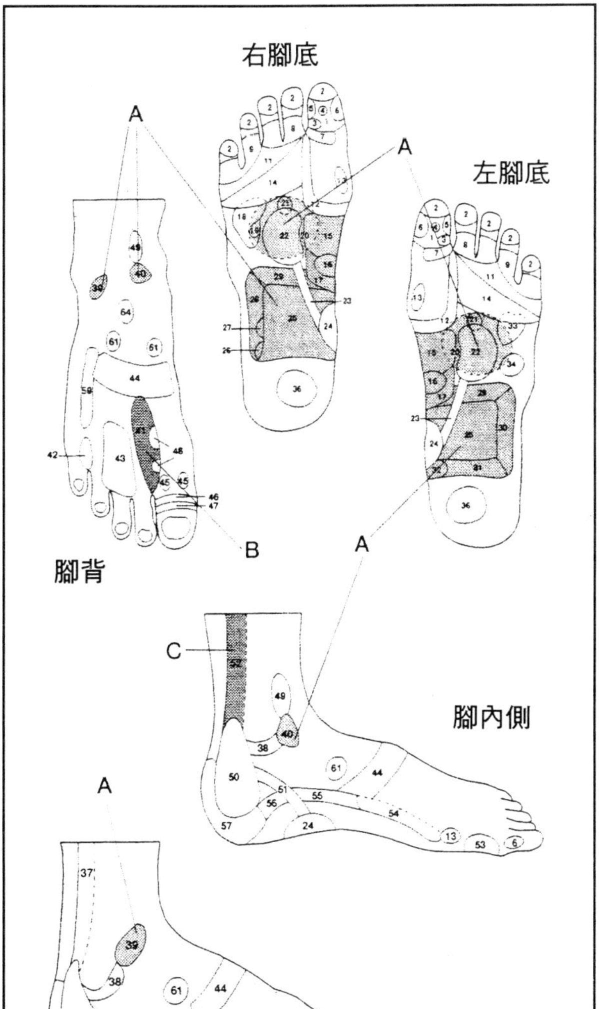

說在一個月之後，他的營業業績改善了，如今他的銷售額是全營業部內排居第一。

他還笑著說，由於效果太顯著了，他進一步地擴大按摩的範圍，結果因爲跑外務必須常穿鞋子，而爲香港腳所苦，想不到竟然治好香港腳，真是一石二鳥。

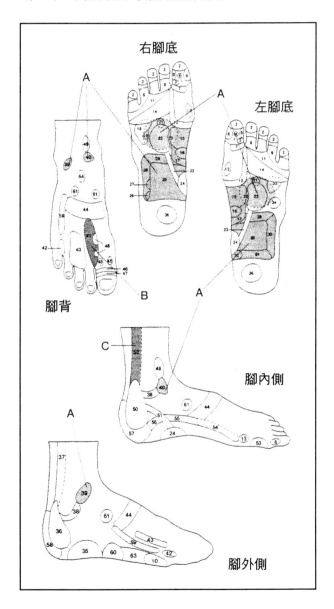

●頻尿、有尿意＝㉒㉓㉔㊿51

當常跑廁所、尿床症、常有殘感……等的時候

一般人一天的如廁次數爲七～十次，而像膀胱炎、膀胱結石等病時，也會跟一個人隨著老化、腹肌鬆弛後而增加了在打噴嚏、手提重物時瞬間尿失禁的現象。

有一名男性在退休後，正慶幸要擁有自由的時間時，不料卻發生惱人的現象，原來每天日子過著毫無緊張感可言，可是在無意識中居然尿失禁，例如，跟以前的同學聚會時，並沒有喝多少酒，但很快地尿意頻起，只見他廁所跑個不停，實在糗大而悲嘆不已。

此時的應對之法是按摩㉒腎臟、㉓輸尿管、㉔膀胱、㊿攝護腺（男性）、子宮（女生）、51陰莖、尿道的各個反射區。最近在女性中也增加了許多尿床症，因爲妨礙到婚姻而成爲問題，原本爲小孩子多見的症狀，此時，特別要按51的反射區即可加以改善。51的陰莖、陰道、尿道的反射區位於腳的內側，連繫著膀胱、到腳踝爲止，大約一・五公分寬的區域。

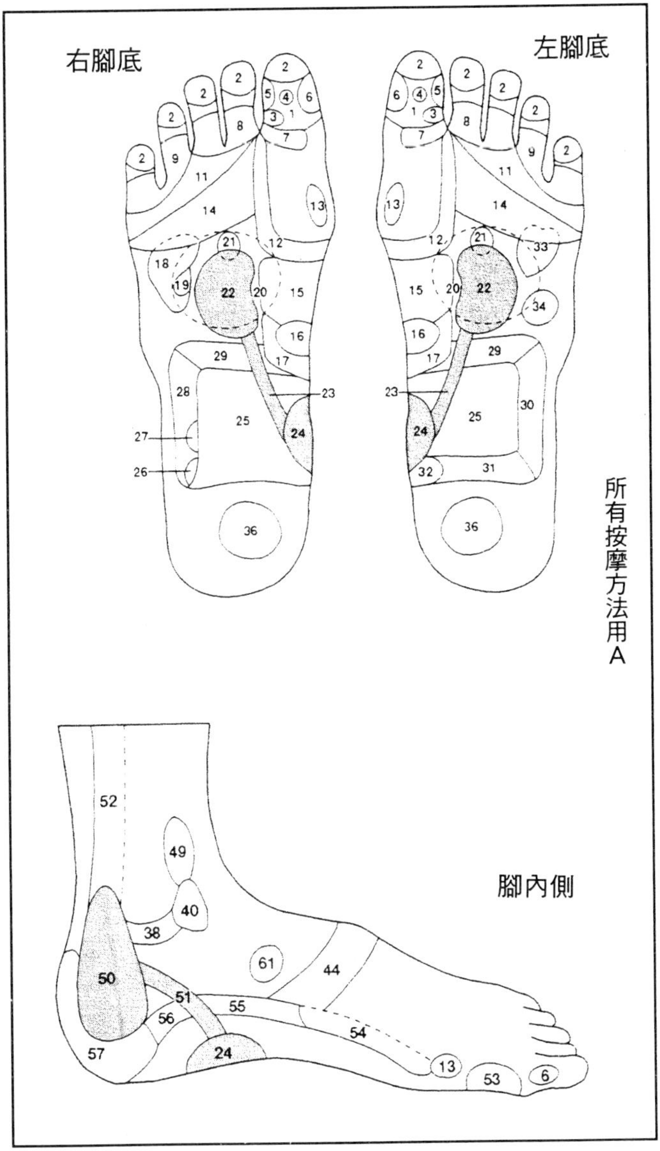

這位退休後過著惱人生活的男性，在經過二個禮拜左右的治療後，曾參加當地自治會的聚會，結果不再飽受頻尿之苦，往後的日子過著既快樂又愜意。

●痔‖㉒㉓㉔㉛㉜㊱㊿⑤②

當有裂痔、疣痔等煩惱時

痔有二種，一種是在肛門四周裂開而出血，另一種是向疣一般的脫肛，若有出血即是鮮血且多爲大量，會有貧血之虞，非常麻煩。

因爲在每日排便時會伴隨疼痛，因爲怕痛，於是有人會憋便而使大便變硬，導致便秘。再說積存的大便也會起化學變化而易得直腸癌。此外，細菌也易從傷口處入侵而引起痔瘻等新的疾病，必須趁早謀求對策才是。

㉛直腸、㉜肛門的反射區位於左腳底，㊱生殖腺（卵巢、睪丸）則在雙腳底，此外，把位於腳內側的52直腸肌的反射區加強按摩之後，可促進大腸蠕動運動，使大便順利排出，因此要好好按摩這些反射區。

所以，只要好好按摩㉒腎臟、㉓輸尿管、㉔膀胱、51尿道之排泄器官的反射區即可。

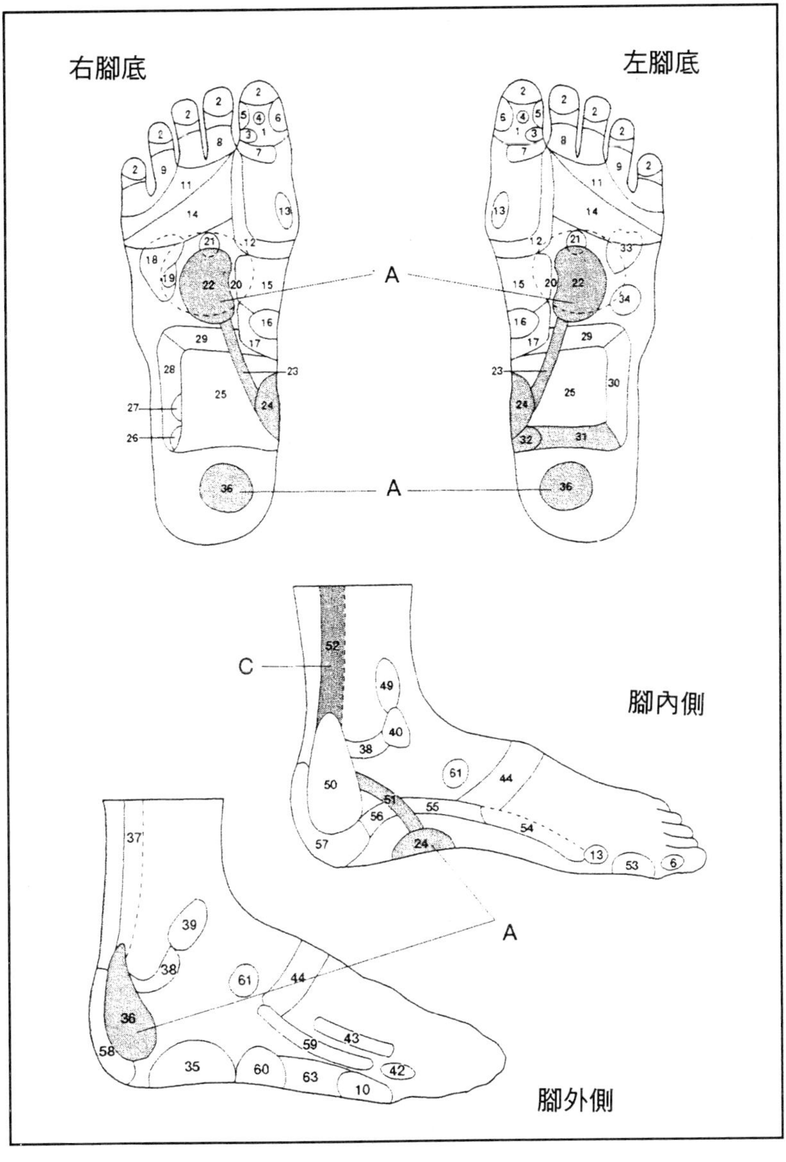

右腳底
左腳底
A
A
C
A
腳內側
腳外側

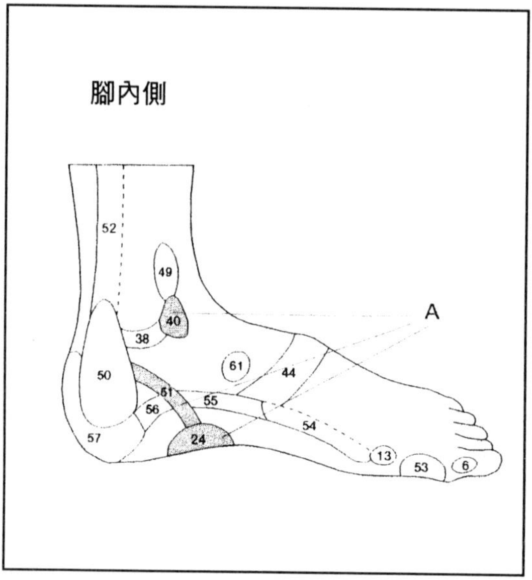

●癌＝㉒㉓㉔㊴㊵㊶(51)

當癌初期，及如何預防癌症時

癌症，很可能長在身體上的各個部位，而且是不分男女老幼誰都會得到的疾病。

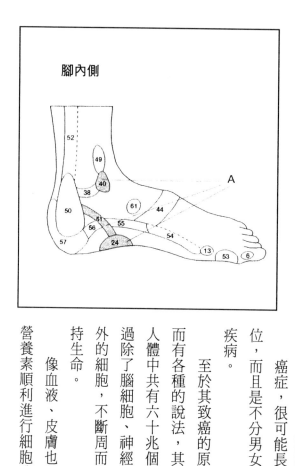

至於其致癌的原因，因部位而異，而有各種的說法，其中有密切關係的是人體中共有六十兆個細胞而構成的，透過除了腦細胞、神經細胞、心肌細胞之外的細胞，不斷周而復始地分裂才能維持生命。

像血液、皮膚也一樣，透過氧氣和營養素順利進行細胞分裂而製造出新的

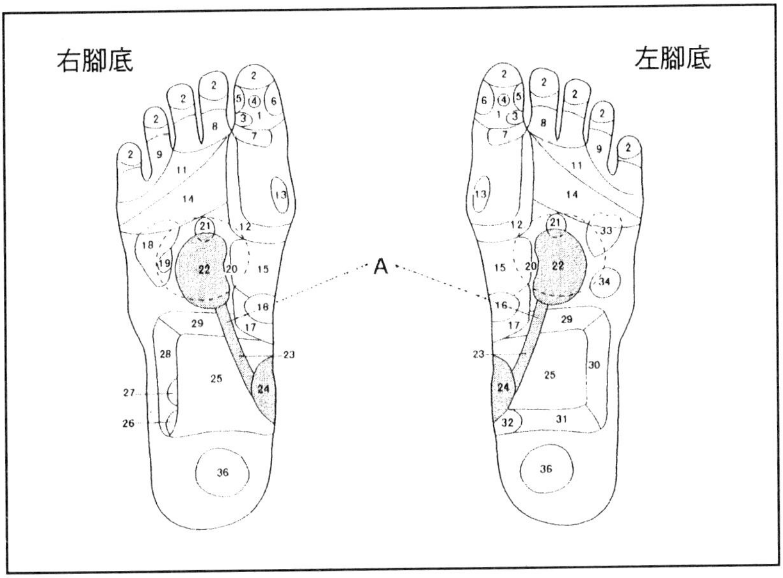

細胞，再透過把廢棄不用的殘骸排泄出才可長保正常的運作。一般認爲那廢物離不開細胞，一直緊跟在一起才誘發致癌。

所以，只要替細胞修整到他能好好排泄殘骸的分裂環境即可。像香港腳一樣有良好的環境它即住下來，癌症也是一樣，因此，身體千萬不可形成致癌的環境，爲此要刺激淋巴腺借以提高免疫力，使體內循環活潑化，而廢物不可積存於體內。

雖然癌症因部位而有差異性，有的部位只須切除即可痊癒的時候，但因爲致癌的此一事實代表著：血液是循環於體內的，它無法定居於某一個部位，所

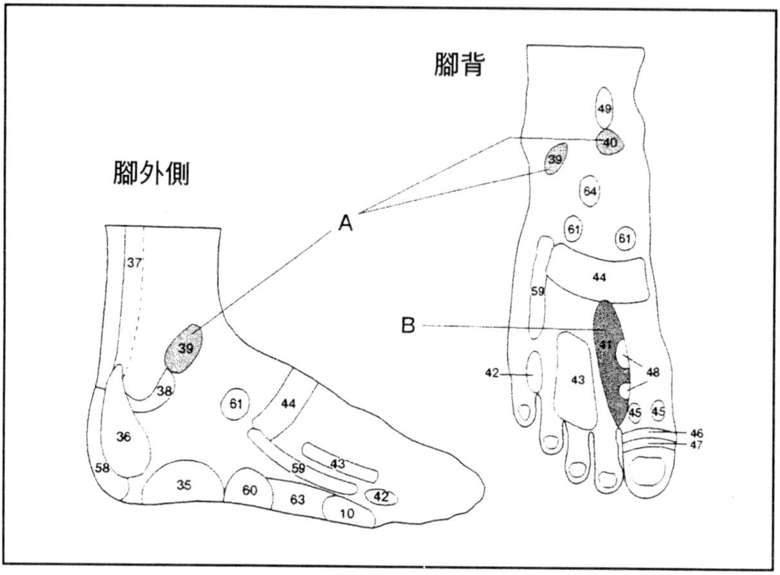

以還遺留下復發的可能性，所以在將來還需要淨化身體、提高免疫力。

爲了要淨化身體，須按摩㉒腎臟、㉓輸尿管、㉔膀胱的排泄器官，及(51)陰莖、陰道、尿道的反射區。此外爲了改善免疫力要按摩㊴～㊶的上半身、下半身、胸部的各個淋巴腺。

爲了預防癌症，以及很不幸地已致癌時，必須按摩跟其有關的反射區。

曾經致癌又成功地克服它的人，或家族中有癌症遺傳而擔心不已之人，不妨作腳底按摩來加以預防。

只要細胞生氣蓬勃，那麼癌症就不可怕了。

●男性功能降低＝④⑫㊱㊴㊵㊿㊶㊺

當攝護腺肥大、性無能、性冷感性等……有關男性功能的症狀時

爲了要治療男性功能降低，必須刺激下面四個反射區。一是位於腳底和內踝下的㊿攝護腺；二是發出荷爾蒙分泌指令的④下垂體；三是分泌荷爾蒙的⑫甲狀腺；四是位於外踝下的㊱生殖腺（睪丸、副睪丸）。

只要平日常刺激四個反射區，即可解決包括在六十歲以上佔七十％的男性攝護腺肥大，以及有關攝護腺、睪丸所有的疾病。

據說最近在年輕男性中也增加許多無精子症，這對結了婚望子心切的人不啻造成一大問題，在此時只要每日持之以恆的按摩此四個反射區即可。有好幾對不孕的夫婦，我分別教導他們按摩這四個反射區，其中最快的於二個月後懷孕了。

又有一個例子是一對結婚十年不孕的夫婦，其夫爲性無能，經醫生檢查爲右邊睪丸的靜脈彎曲，使血液循環受阻所致，醫生勸其接受手術而使他困惱不已，於是在他心中形成一大衝擊，當時他前來求助於我，於是我教他在下意識中按摩右腳的

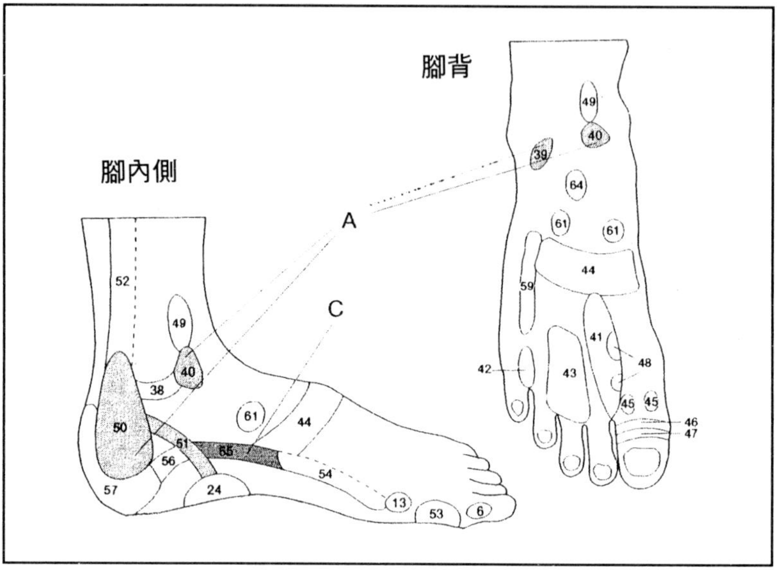

生殖腺反射區，之後他變得神清氣爽，富有行動力，雖然按摩經過五個月之久，但終可過著正常的性生活。

至於女性的性冷感症的反射區也是相同的，所以不分男女，只要經過腳底按摩，對於即將來臨的更年期障礙或可減輕許多。

另外，由美國開發的威而鋼，此藥原本是爲別的目的而開發的，後來被認爲對恢復男性功能頗有效而大受矚目，但如果使用方法有誤的話，恐有致命危險，不得不注意。

聽說威而鋼一藥難求，必須有病症才可服用，所以實行腳底按摩，絕對是划得來。

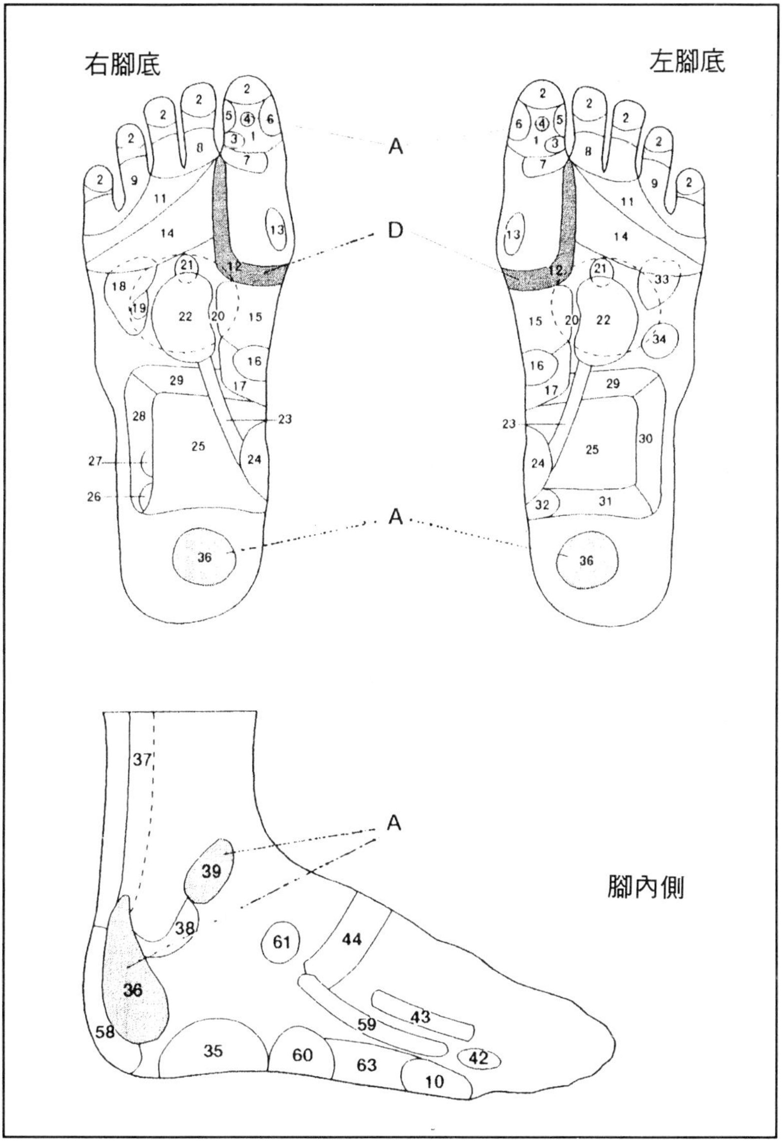
右腳底
左腳底
A
D
A
A
腳內側
1
2
3
4
5
6
7
8
9
10
11
12
13
14
15
16
17
18
19
20
21
22
23
24
25
26
27
28
29
30
31
32
33
34
35
36
37
38
39
42
43
44
58
59
60
61
63

●生理痛、生理不順＝④⑫㊱㊲㊿55 62

當生理痛、生理不順、不孕、性冷感性、準備生產等……的女性特有的症狀時

關於女性特有的煩惱，大多好像跟荷爾蒙平衡混亂的原因有關。

主要按摩反射區位於腳底的腳跟，分別和卵巢、輸卵管有關的㊱生殖腺，以及位於腳的內側的㊿子宮，另外，還必須透過按摩會分泌荷爾蒙的⑫甲狀腺，和按摩會發出分泌荷爾蒙指令的④下垂體，借以改善女性功能。

透過刺激這些反射區，可以一併解決所有有關子宮和卵巢的疾病。此外，最近也增加許多流產或不孕的女性，其原因是子宮的環境並未調整，因此若能刺激這些反射區，對於懷孕中寶寶的健康，以及準備生產都很有效果。

因此，對於年輕的國中女生或高中女生，爲了改善子宮環境應多刺激這些反射區，即將步入更年期障礙的女性，刺激這些反射區也可減輕許多不適。

爲了生理痛而腹痛時，透過按摩㊲的下腹部的反射區可緩和緊張和疼痛。

當生理期前後的腰痛或腰有沈悶感時，要按摩55腰椎、以及62坐骨神經痛的反

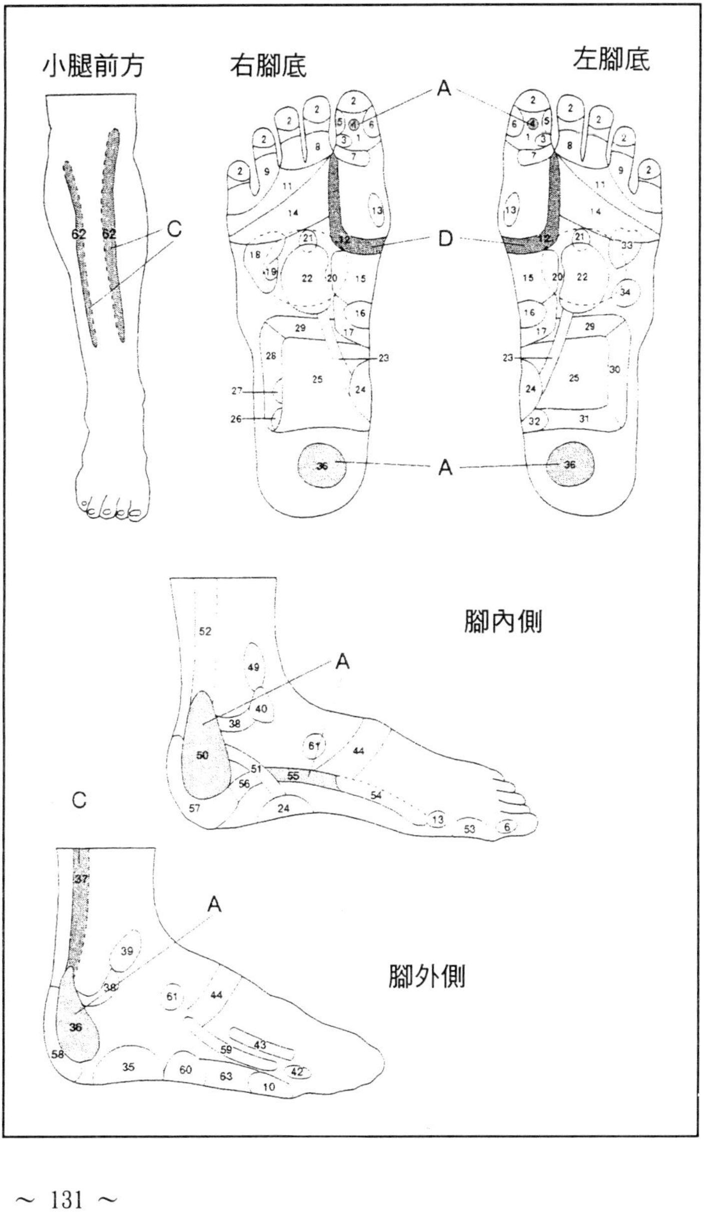

射區之腓骨肌的下面，以腳跟上面一直往上按摩到膝蓋爲止，即可消除。

●更年期、不定愁訴症候群(Sympotomen Komplex)＝④㊱㊿

當更年期障礙、或因荷爾蒙失調引起的不定愁訴症候群等……的時候

對於更年期障礙應認爲並不屬於女性特有的症狀，連男性也有。因爲是隨年齡增長導致荷爾蒙失調而崩潰，當然會出現某些症狀，因此也不足爲奇。

它和女性懷孕時的害喜現象相同，其症狀的輕、重因人而異，有人甚至完全沒有感覺。然而不管其程度爲何，最重要是常保持荷爾蒙的平衡，如此就算出現其他症狀時也會減輕許多。

所以不分男女，必須按摩位於腳底的腳跟、內踝以下的㊿攝護腺（男性）、子宮（女性），及發出分泌荷爾蒙指令的④下垂體，和位於外踝下的㊱生殖腺（男性爲睪丸，女性爲卵巢），以上三個反射區。

至於更年期障礙和不定愁訴症候群會有偏頭痛、稍微發燒及難以形容的體況不適，大約要一個月身體才會恢復正常，心情上才會更好過些。

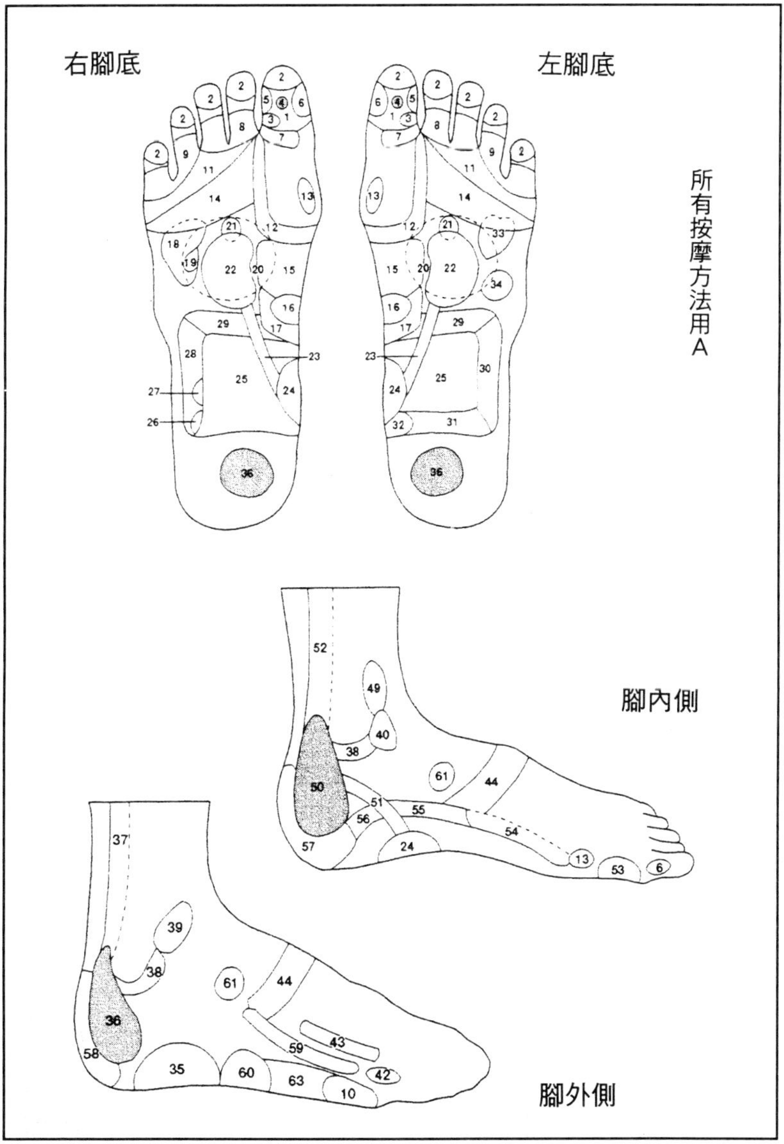
右腳底
左腳底
所有按摩方法用A
腳內側
腳外側

●自律神經失調症＝②③④⑤⑳
當精神稍微不濟或心情不好等……的時候

雖然並非是下意識所爲，但由於交感神經和副交感神經的平衡崩潰所致，才會憂鬱、焦躁不安。

如果疲勞過度時，就會無意識地開始出現一些奇怪的舉止，包括喃喃自語、獨自竊笑、用指甲搔頭皮的某一處、拔頭髮等。至於顏面神經痛也算是自律神經失調症之一。

若只在病人內心面的病症，別人看不出，倒還無所謂，但如今連別人均可查覺出，並導致人際關係大受影響的話，必須在其病症尚未惡化前，先謀求對策。此時要按摩②額竇，③小腦、腦幹、④下垂體、⑳腹腔神經叢的反射區。若有顏面神經痛、臉皮不停地抽搐時，要按摩⑤三叉神經的反射區即可。

如果是罹患嚴重的自律神經失調症，家人的協助是不可缺的，全家人必須努力替他建立令人安心的生活環境，此時可全家人互相作腳底按摩。

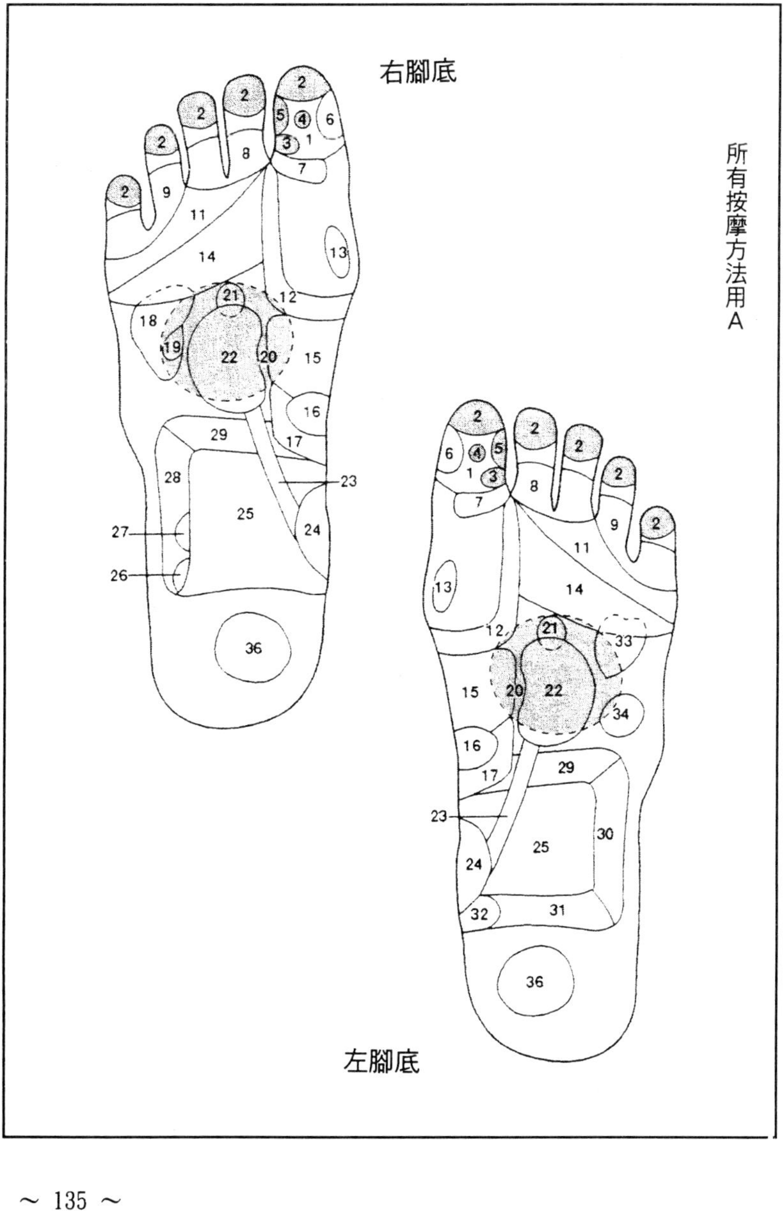
右腳底
左腳底
所有按摩方法用A
2
5
4
6
3
1
8
7
9
11
13
14
21
12
18
19
22
20
15
16
29
17
28
23
25
27
24
26
36
33
34
30
31
32

●壓力障礙＝①②③④⑳
當感到有精神面的各種壓力時

如今已被說成是進入全國總壓力的時代，可見在最近的社會狀況下，沒有承受到壓力倒是稀奇之事。這種承受壓力是身體對來自外在刺激的防衛本能，而此防衛本能是有個人差異性的，無論在消除法或消除時間上都各不相同。必須趁早看清自己的體質、性格、努力消除壓力。

此時要按摩會使頭腦功能活潑化的①大腦、②額竇、③小腦、腦幹、④下垂體和⑳腹腔神經叢的反射區。在腹腔神經叢上聚集如網路般的末梢神經，一旦承受壓力，會影響內臟的各個器官之消化液或荷爾蒙之分泌，進而引起各種內臟疾病。

有一名女子一向爲人際關係不好而大傷腦筋，導致情緒不穩定，我爲她按摩這個反射區，結果她痛得直呼受不了。至於腹腔神經叢的反射區在腳底，那兒還廣泛地包含有肝臟、副腎、胃、十二指腸、胰臟、膽囊等。

後來她每天仔細按摩這個反射區，大約過二個星期之後，她跟我說現在的心情輕鬆許多，她還說如果因爲工作承受壓力而感到焦躁不安時，以外表上看她仍照常辦公，但在桌子底下卻在作腳底按摩，因爲它具有即效性、自然精神穩定下來，所以也可把它當成一種休閒活動，技巧地加以利用。

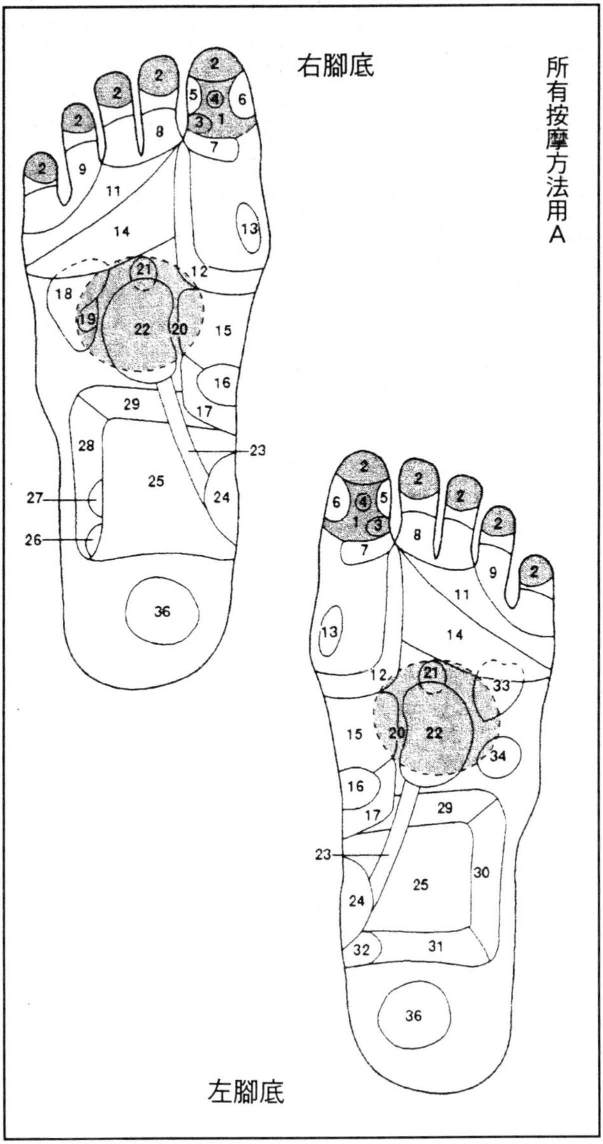

●過敏總覽＝④⑬⑱㊴㊵㊶

過敏即是對病原菌或細菌入侵時，反應過度而出現的現象。雖然至今原因仍不詳，但像蛋、青魚等食物的過敏，花粉、草木的汁等的過敏，又有如油漆等中毒之過敏的時候。

此時必須按摩④下垂體和⑬副甲狀腺的反射區，以調整荷爾蒙之分泌而不會反應過度。

副甲狀腺是位於喉嚨甲狀腺中的左右上下，緊貼四個如米粒大的器官，其反射區在腳拇趾的側面指節間關節。

如果已發炎時，要按摩㊴、㊵、㊶的各個淋巴腺，所謂發炎，意謂著呈現出紅腫、發癢、化膿的症狀，若連蚊蟲叮咬，都立即化膿之人，也可試著按摩這些反射區。

皮膚可說是內臟的一面鏡子，因爲皮膚表面出現症狀，其原因是出在內臟，所以能提高免疫力，使血液循環活潑化的腳底按摩之效果最棒。

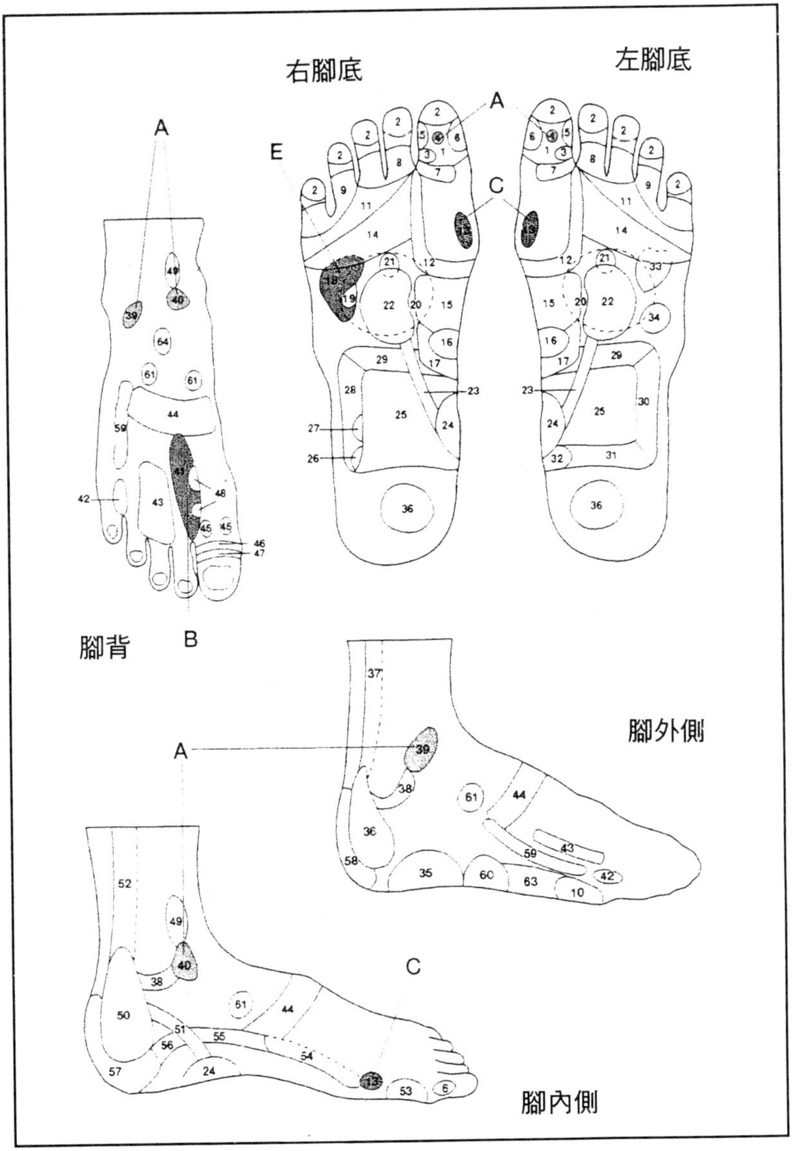
右腳底
左腳底
腳背
腳外側
腳內側
A
B
C
E

●異位性皮膚炎＝④⑯⑱㉑㊴㊵㊶54

當異位性皮膚炎，或要預防異位症狀等……的時候

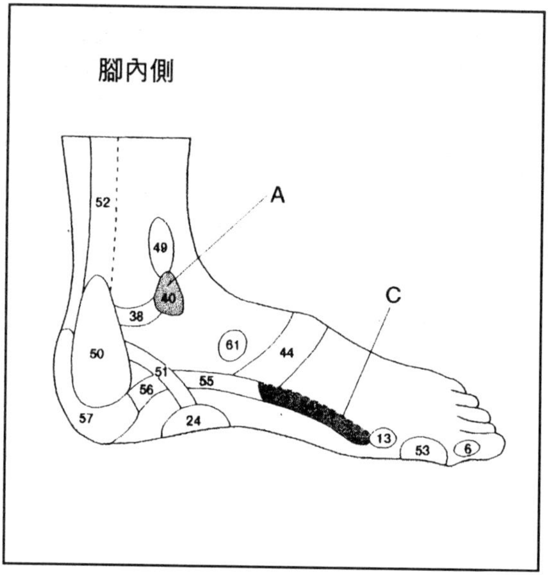

異位性皮膚炎在西醫上是原因不明的，一般認爲是跟植物過敏、壁蝨、灰塵、刺激過敏等的因素有關。

聽說幼童有六十～七十％有異位症狀，而且並不限於小孩，連大人也爲此傷腦筋者不在少數。有一名女性只要一曬太陽，皮膚就通紅且長滿濕疹，令她煩惱不已，她才二十出頭，想做的事一樣也無法做，真傷腦筋。

遇到有如此異位症狀時，要仔細按摩④下垂體，及爲培養出身體抵抗力的

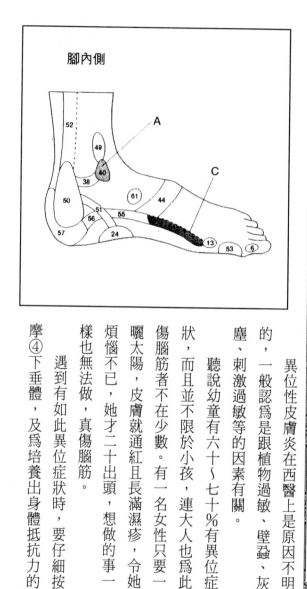

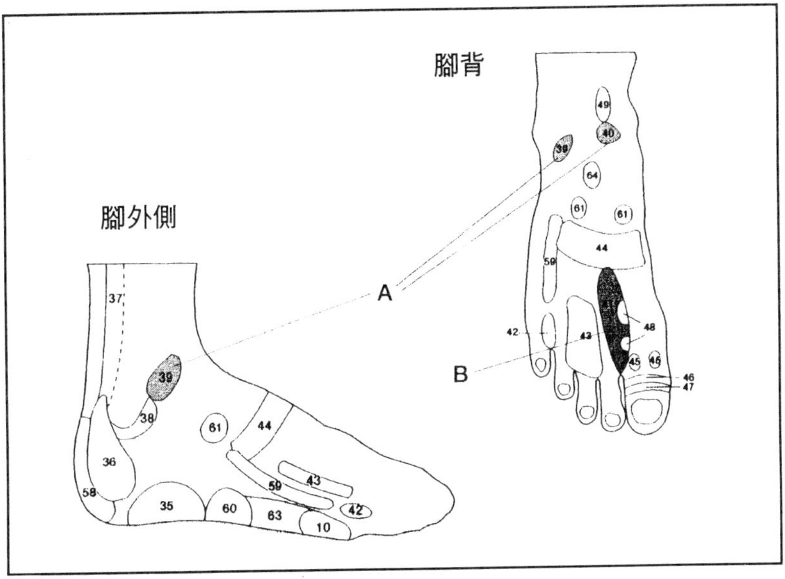

淋巴腺之反射區是位於腳背的㊴～㊶上半身、下半身、胸部的各個淋巴腺。

進而再按摩使皮膚和新陳代謝活潑化的⑯胰臟和⑱肝臟，以及可緩和發炎的㉑副腎、54胸椎的反射區。

那位二十出頭的女性，在我指導之下，每天持續地作腳底按摩爲期三個月之久，據她說，以前片刻不離手的類固醇系列之塗抹藥劑，使用的頻率已大幅減少。因爲類固醇系列的藥會產生強烈的副作用，所以光是塗抹的次數減少就已是非常大的進步。

她目前仍持續在治療中，一面爲了改善體質而重估飲食生活，另一面繼續在作腳底按摩。

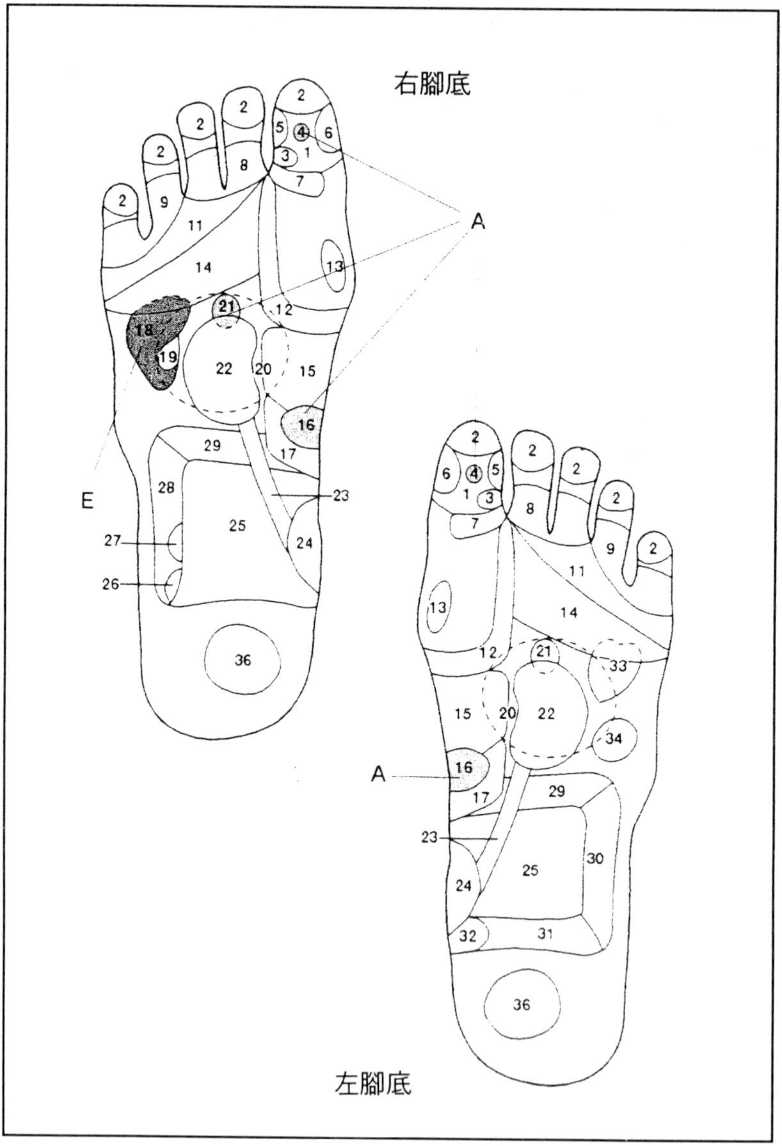
右腳底
A
E
左腳底

●高血壓＝①③㉑㉒㉓㉔㉝㉞㊷51

當高血壓症、或為了預防高血壓時

若被醫生診斷出是高血壓時，就注定一輩子要吃降血壓劑，如果說完了就會有所改善的話，那倒也未必，反而身體愈來愈衰弱。

爲了某種原因使血管承受壓力，此意味著心臟的負擔加重，因此必須按摩㉒腎臟、㉓輸尿管、㉔膀胱、51尿道的反射區，借以提高排泄功能，又爲了要淨化血液循環，須按摩㉝心臟、㉞脾臟，以及向心臟運動發出指令的㉑副腎的反射區。此外按摩㉑副腎反射區對於心律不整或支氣管、氣喘等也發揮良效。

高血壓雖不像低血壓那般嚴重，但有些高血壓患者也會頭暈目眩，此時應按摩㊷的三半規管（平衡器官）的反射區也算應有的對策。

有一位年約六十歲的男性，長期跟高血壓作戰，每天上班過著藥不離手的生活。我教導他作腳底按摩，但他認爲先按摩腳底那些小地方有什麼用，不如按摩整支腳，於是每日睡覺前按摩整支腳到膝蓋上面爲止，如此持續一個月之久。

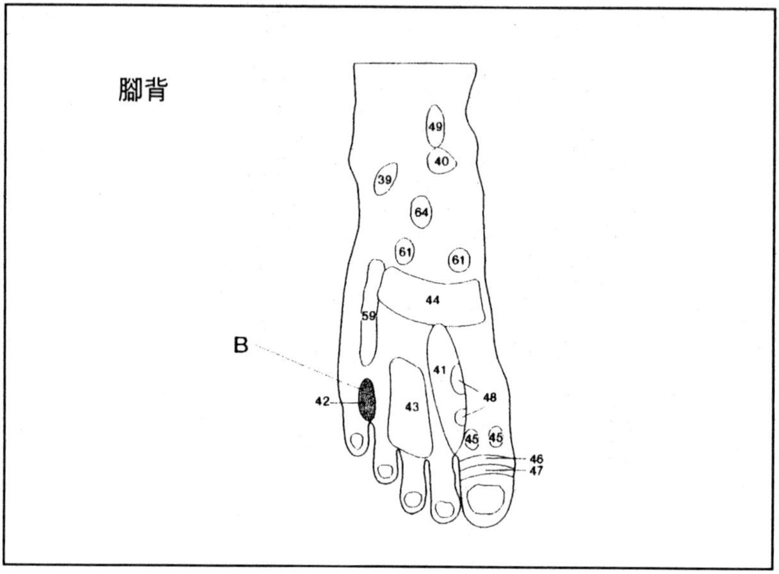

事實上，他的這個構想適時挽救了他的健康。

其中特別是對①大腦和③小腦、腦幹之刺激，正好非常有效的挽救了缺乏新鮮血液和缺氧之大腦的危機。

如果放之不管的話，恐有血液中的廢物可能會阻塞在腦內的細小血管中的危險性。而大腦也是有意治療各器官之指揮所，因此各病症將更加惡化。

如果人人均可像這位男性一樣，鍥而不捨地持續作三週以上，保證血壓確實會降下，也可從藥罐中解脫出。（只是要停止服藥必須以醫生的判斷爲準，千萬不可自行判斷。）

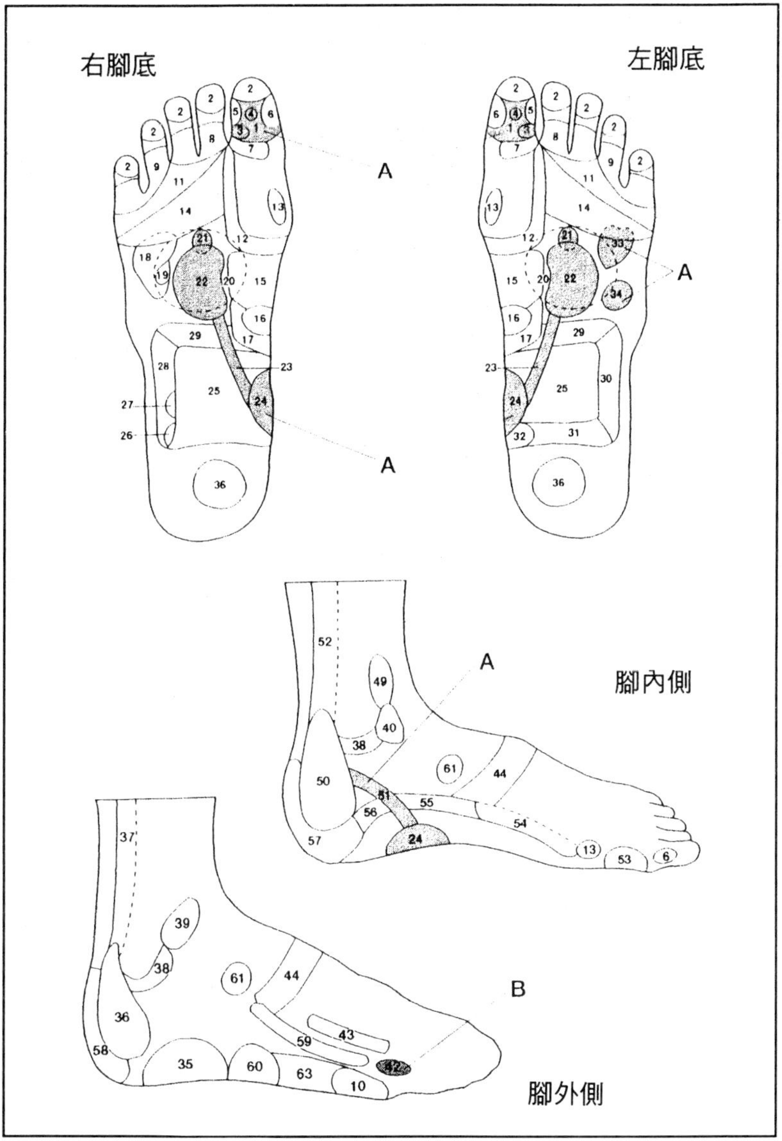
右腳底
左腳底
A
A
A
A
腳內側
B
腳外側

●低血壓＝㉒㉓㉔㉝㉞㊷51

當有低血壓症時

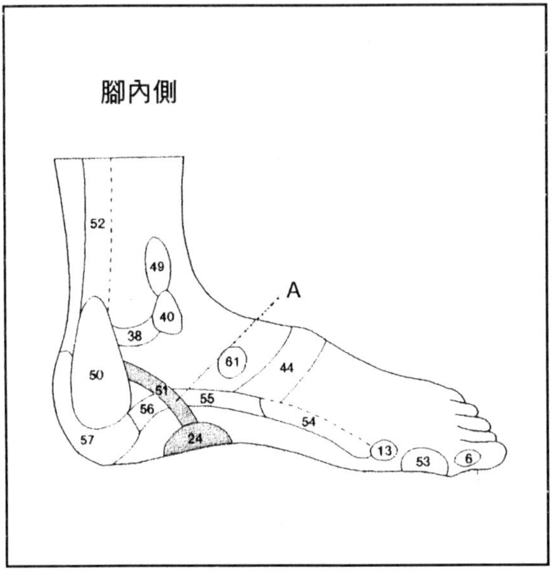

低血壓是女性常見的疾病，若血液的質或循環不良很嚴重，會得懼冷症。

按摩的部位也跟高血壓相同，按摩㉒腎臟、㉓輸尿管、㉔膀胱、51尿道的反射區，借以提高排泄功能，又爲了淨化血液循環，要按摩㉝心臟、㉞脾臟，若想改善低血壓者多見的頭暈目眩則要按摩㊷的三半規管（平衡器官）。

跟高血壓相同，要透過刺激整隻腳，使血液循環活潑，以改善血液的質，這時必須好好按摩到膝蓋上面爲止，如

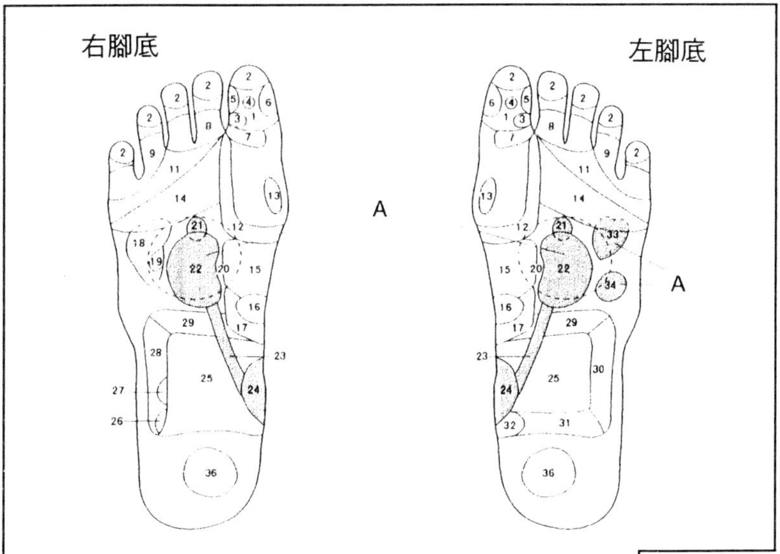

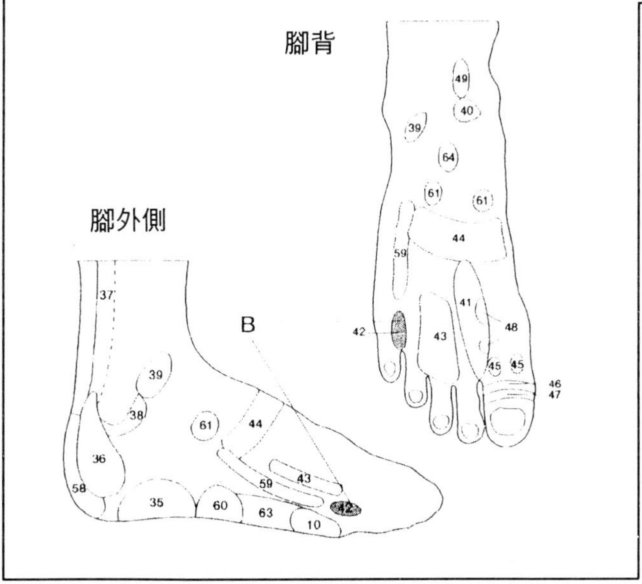

此還可解決懼冷症，早上醒來神清氣爽，健康地度過每一天。

●懼冷症＝⑬㉒㉓㉔(51)(56)(57)(58)

當手腳冰冷，身體常感到冰冷時

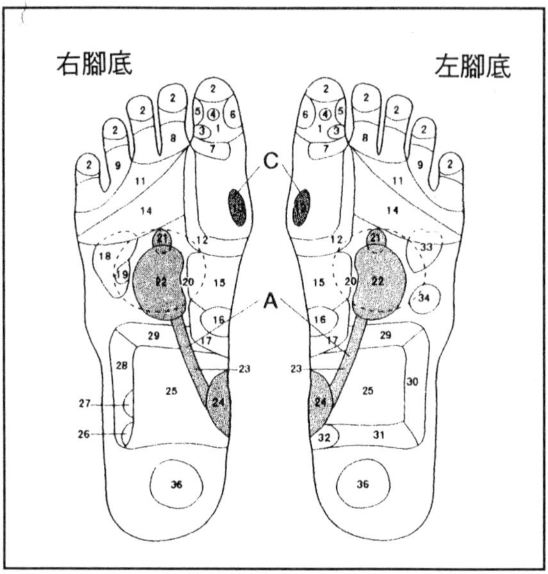

有懼冷症的人，並不侷限於低血壓者。

雖然他是因爲血液循環不良就會出現顯而易見的症狀，但營養不良又偏愛酸性食物的飲食生活，也是原因之一。

當血液循環不良時，無法傳達出熱能，而爲了分泌能調整鈣代謝的荷爾蒙要按摩⑬副甲狀腺之反射區，以及㉒腎臟、㉓輸尿管、㉔膀胱、(51)尿道的反射區。

此外根據我到目前的治療經驗，有

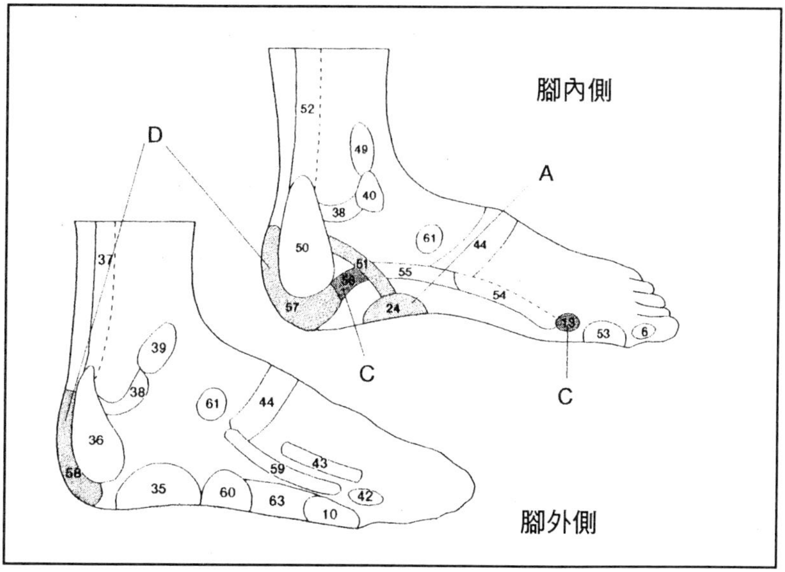

很多在過去尾骨受傷的人，在經過漫長歲月之後漸漸出現懼冷症。可能是因為尾骨受傷而導致血液循環不良。

若有此種自覺之人，奉勸他們要分別按摩位於腳內側的㊻骶骨、㊼內尾骨，以及腳外側的㊽外尾骨的反射區。

雖然因尾骨受傷引起之懼冷症比起一般之懼冷症更慢治癒，但仍須有耐心的去實踐才行。

得了懼冷症，若放之不管的話，有可能會形成心臟疾病的一環。

而且還會出現精神不濟的症狀，使精神面大受影響，因此，必須趁早改善才是。

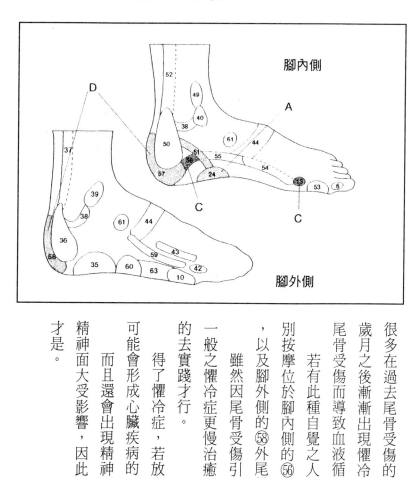

●腰痛、骨質疏鬆症＝⑬㊳53545556575861

當腰痛、閃到腰、骨質疏鬆症等的時候

最近常可見到年輕人因腰痛、閃到腰而去看門診，真是令人吃驚，他們呈現出骨密度偏低，骨質極度疏鬆，這一向是中老年者才有的症狀。但透過按摩下面的反射區，即可加以改善和預防。

⑬的副甲狀腺會分泌甲狀旁腺激素，它是調整鈣代謝的荷爾蒙，若此功能衰弱的話，就會缺鈣而骨折。爲了強化骨骼要先按摩這個反射區。

一般地說，人的骨骼在二年半到三年會重生，因此分別按摩53頸椎、54胸椎、55腰椎、56骶骨、57內尾骨、58外尾骨的脊髓系統的反射區，和61肋骨、㊳股關節的反射區。

有一位中年男子前來找我，他是在假日時候陪小孩玩時，不小心閃到腰。他在隔天由太太攙扶之下，好不容易才來到我這。我先替他按摩這些反射區之後，告訴他：「站起來看看！」但他只記得站起來就痛苦難耐，所以久久不敢站起

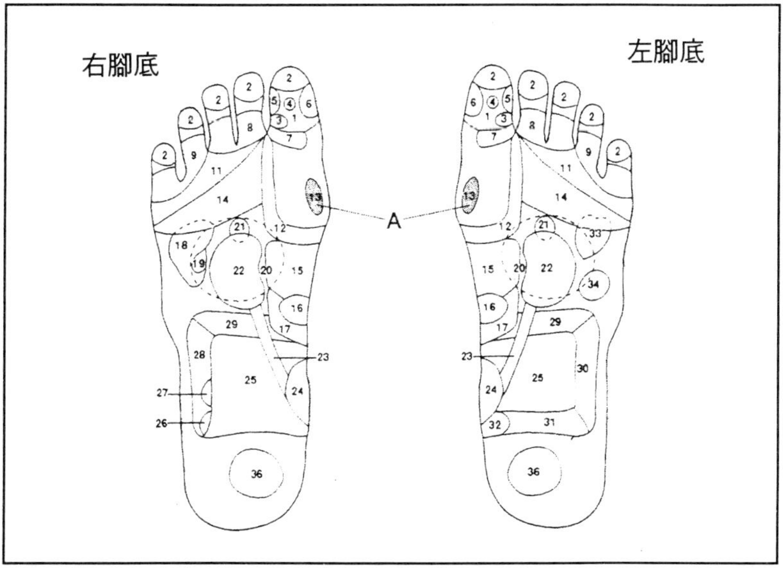

來，最後下定決心站起來，臉上卻露出驚訝的表情，因爲之前的疼痛已減輕許多。

之後的一個星期由他太太替他作腳底按摩，據說已完全康復了，甚至還能參加不久後公司舉辦的高爾夫球比賽。

因此，對於曾經腰痛或每年在固定時期爲腰痛所苦之人，也可以試著按摩這些反射區。

至於腰痛、骨質疏鬆症者，除了作腳底按摩之外，在日常生活中還須下意識多攝取含鈣成份多的食品，以及可使胃酸分泌活潑化，並幫助消化吸收的含維他命D的食品爲要。

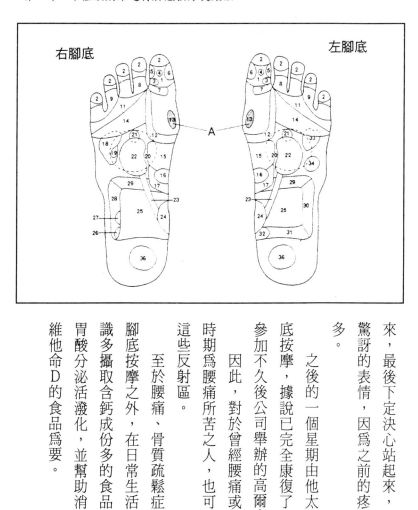

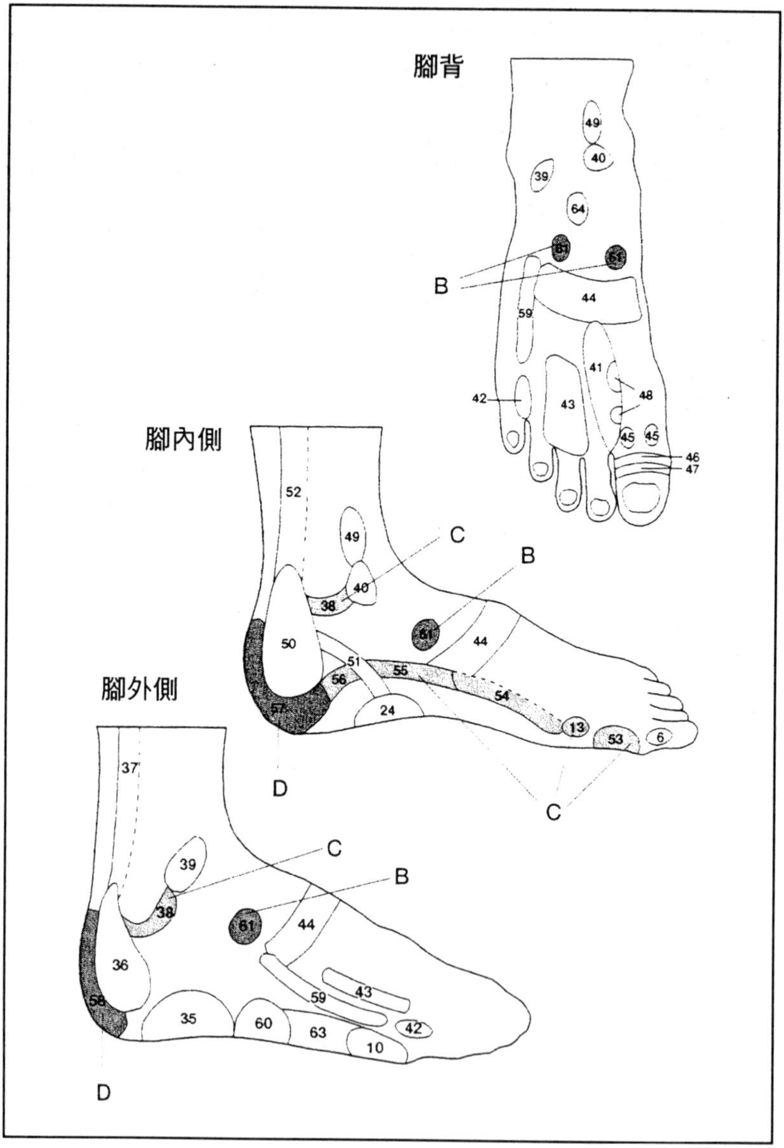
腳背
49
40
39
64
61
61
B
44
59
41
48
42
43
45
45
46
47
腳內側
52
49
C
B
40
38
50
61
44
51
55
56
54
57
24
13
53
6
D
C
腳外側
37
39
C
B
38
61
44
36
43
59
58
35
60
63
42
10
D

●坐骨神經痛＝㉒㉓㉔㉟51535455565758 62

當坐骨神經痛、椎間板突出……等的時候

坐骨神經痛是女性的大敵，會併發懼冷症，使生理痛更加劇烈，若此類型的女性懷孕時，因子宮冰冷所以寶寶會發育不良，還容易難產，且有可能生出早產兒、體質虛弱或畸型兒等，所以考慮要生兒育女的女性，最好趁早治療此一症狀。

此時要以腳踝到膝蓋爲止的腓骨和脛骨下方的62坐骨神經的反射區，朝心臟方向按摩，它是從臀部後朝大腿背後分成二條的神經，在神經中它是最粗的一條。

如果傷到此，有時甚至不能行走，它是非常重要的部位。

先按摩㉟膝關節，和53頸椎、54胸椎、55腰椎、56骶骨、57內尾骨、58外尾骨的脊髓系統之反射區，又爲了使排泄器官活潑化，再按摩㉒腎臟、㉓輸尿管、㉔膀胱、51尿道的各反射區。

若在長時間端坐之後，能下意識按摩這些反射區，也是形成預防之一環。此外在坐下時有一定要翹起二郎腿習慣的人，如果不是那個內臟不好，就是腰椎歪斜，

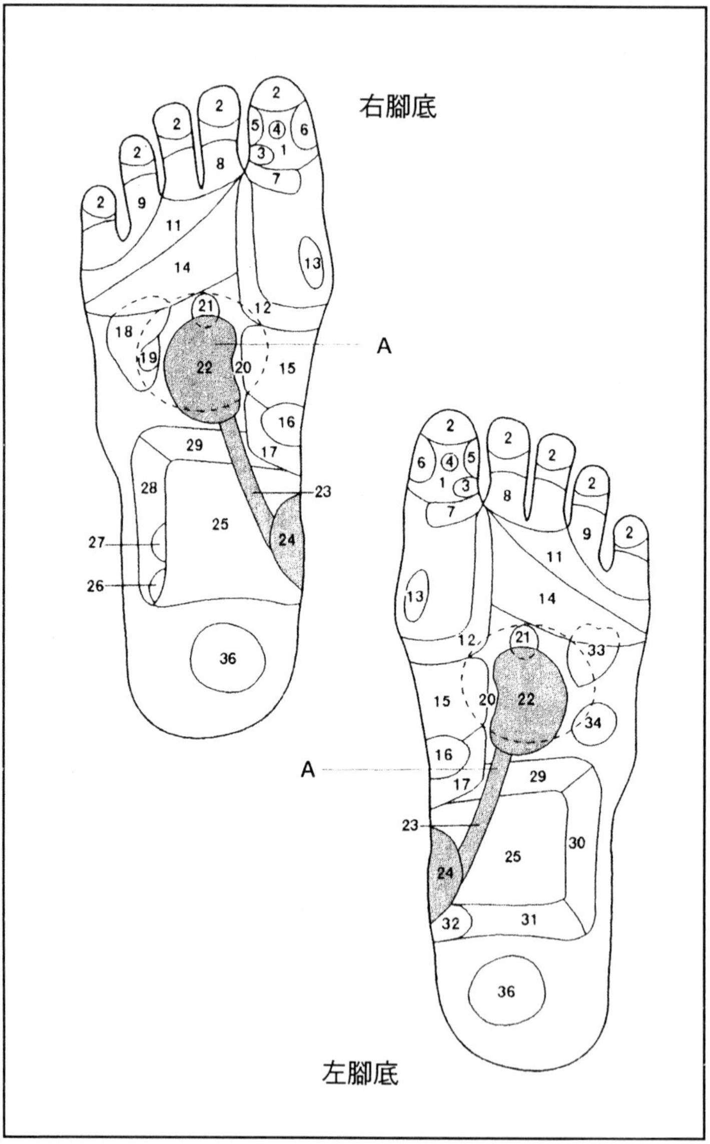
右腳底
A
2
5
4
6
3
1
7
8
9
11
13
14
21
12
18
19
22
20
15
16
29
17
23
28
25
24
27
26
36
左腳底
33
34
30
31
32

不妨到醫院檢查一下。

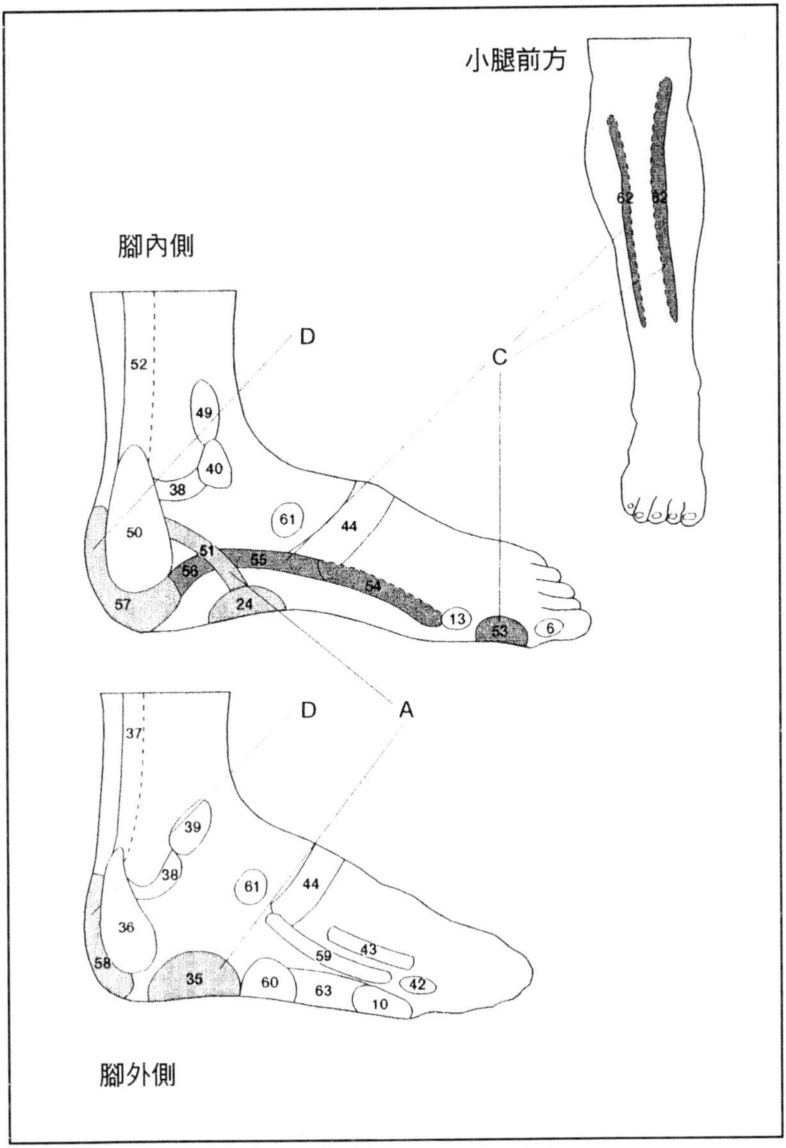
小腿前方
62
62
腳內側
D
C
52
49
40
38
61
44
50
51
55
56
54
57
24
13
53
6
D
A
37
39
38
61
44
36
43
59
58
35
60
63
10
42
腳外側

●膝痛＝㉟㊷

當膝痛、或視端坐為畏途……等的時候

如今坐在椅子上的時候居多，也減少了許多端坐在榻榻米上的機會。由於現代人不太愛走路，導致關節的屈伸運動減少，此外年輕女性們流行穿高跟鞋，更加不使用腳踝和膝蓋，如此使雙腳再也無法扮演第二個心臟的角色。

下面的例子是一位上班族的女性。

她的職務是公司的櫃檯小姐，既資深又頗得人望，但可能是因爲整天坐著工作之故，導致膝蓋四周積存尿酸，原本坐下時膝蓋的骨頭應可看得一淸二楚，但如今卻腫得又大又紅，根本看不見膝蓋骨。

這是因爲積存廢物的尿酸所致，原本膝蓋就是最容易積存尿酸的場所，若膝蓋和腳踝腫大，就代表循環不良，必然會招致高血壓，而造成以心臟病爲首的一切病症之起因。

此時要按摩膝蓋的周圍（特別是膝蓋背後）的反射區，以及㉟膝關節、㊷坐骨

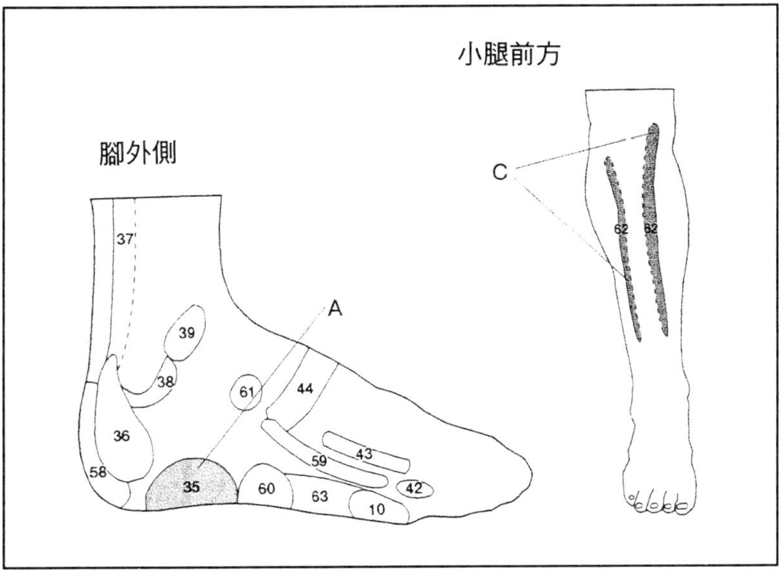

神經的反射區，仔細好好地按摩，趁早把尿酸從尿中排泄掉。我們常聽到膝蓋會積水，這就是尿酸了，只要能順利排出體外，就不必到醫院打針抽水了。

之前提到的那位上班族女性，原本心想這下非到醫院去抽水不可，而我在她尚未去之前爲她作腳底按摩，大約一個月之後，本來又圓又粗大的膝蓋，已縮小到可以看到膝蓋骨了。

有人說他年紀大，無法端坐在榻榻米上，後來經過腳底按摩，馬上就可以端坐了。如果放之不管的話，會得老人性變形骨骼關節炎，到時不管坐或站均痛苦難耐，勸你要趁早加以對處。

●扁平足＝54 55 56 57 58
因為扁平足無法長時間行走，腳底疼痛，容易疲勞等……的時候

以前得扁平足的比例一百人中只有一、二個而已，但現代因爲鞋子普及化，因此人們很少光著腳走路，所以在成長過程中無法形成腳心，而造成得扁平足的孩子增加了。因此，從遺傳上得到扁平足的病例很少，大多是後天因素所引起的。

由於走路會受到刺激，但不太走路之後，原本要回到腎臟而向外排棄之體內廢物，都沒有排泄掉，而形成扁平足。像這種腳心沒有形成拱型的人，在走路時叭達叭達地整個腳底全踩在地面上，所以很容易疲勞，內臟器官也易衰弱而伴隨焦慮不安，應透過腳底按摩，儘量消除扁平足。

首先從按摩54胸椎、55腰椎、56骶骨、57內尾骨、58外尾骨的脊椎之反射區開始，還要懷有一定要把腳心的廢物全部趕出的心態，去按摩整個腳心，千萬不要認定扁平足是來自雙親之一的遺傳，太早放棄。爲了建立健康的身體，從小嬰兒起，借助雙親之手爲他作腳底按摩，以期造成堅牢的拱型腳心。

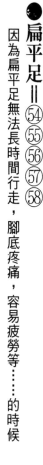

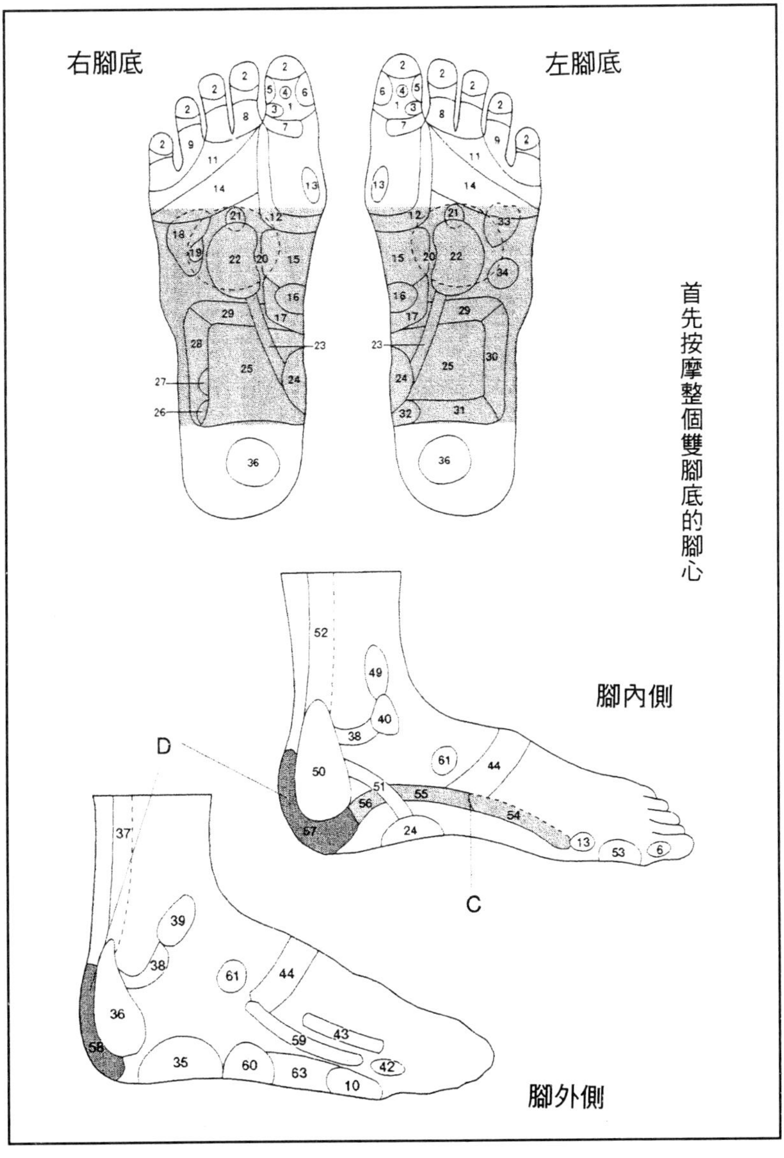
右腳底
左腳底
首先按摩整個雙腳底的腳心
腳內側
D
C
腳外側

●指甲＝⑯

當指甲顏色不好、沒有光澤、有筋條等……的時候

指尖是神經很敏感的部位，特別對痛有強烈感覺，而指甲就是擔任保護那敏感部位的任務，如果指甲容易斷裂或不易生長，就無法擔任保護的任務了。再說他跟皮膚一樣也可看成是此人健康的表徵。

例如，指甲顏色非常不好即是心臟病的出現，若無光澤則是在排泄器官功能降低時會出現的。至於指甲上出現筋條時，如果是橫條紋時，可能在二～三個月之前有接觸到農藥等的化學物質。至於縱條紋時，可能是指甲本身的營養不良，特別是蛋白質的供給不足所致。

以上雙方均要好好攝取良質蛋白質的食品，如豆腐、黃豆、毛豆等。假如罹患了心臟病時，還要按摩其反射區，若是排泄功能方面的疾病，則要按摩相關的反射區，在此同時再按摩⑯胰臟，促使新陳代謝更活絡。

此外最近風行指甲的化粧術，在指甲表面上塗上種種物質加以覆蓋，又缺乏完

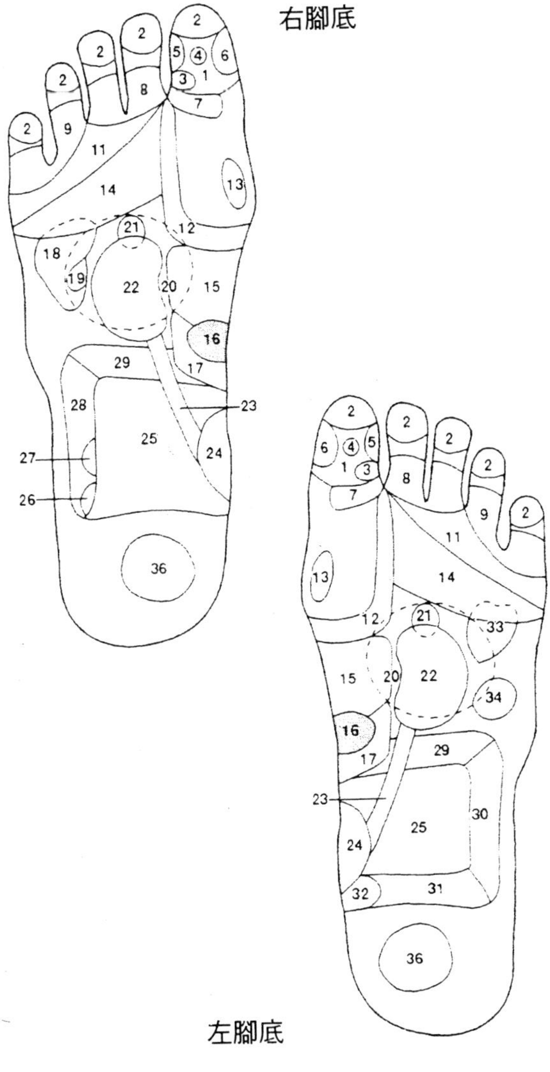

按摩方法用A

善的保養，根本無法保證會呈現出各種症狀足以預警，因此腳底按摩就不可輕忽。

●雞眼、繭＝㉒㉓㉔㊿①

因為穿鞋而長水泡、繭、雞眼等……各種腳的症狀時

人類的皮膚像作家的筆繭一樣，經長時間的摩擦會變得又厚又硬，腳穿鞋子也一樣，遇到腳跟不合時也會變硬，若是因爲鞋子之故，而起水泡或長繭的話，倒還事小，完全排除外因，卻依舊起水泡或長繭，就要小心了，那是內臟器官亮起紅燈了。

此時是體內循環不良，積存尿酸，剛開始會呈現水狀還無所謂，但假以時日它會逐漸硬化，這才是起水泡、長繭的內在因素。

因此有必要恢復到小嬰兒時原有的狀態，不該有的東西要去除掉。若起水泡或長繭，表示此一部位的細胞已壞死，必須花時間從其周邊根除，使微血管復甦，給予細胞養份、提高廢物的吸收力，如此才不會再起水泡或長繭。

爲此，要透過腳底按摩擠出附近積存的廢物，不管來自內在或外在的活性均需要，所以要按摩㉒腎臟、㉓輸尿管、㉔膀胱、㊿①尿道的排泄器官之反射區，把尿酸

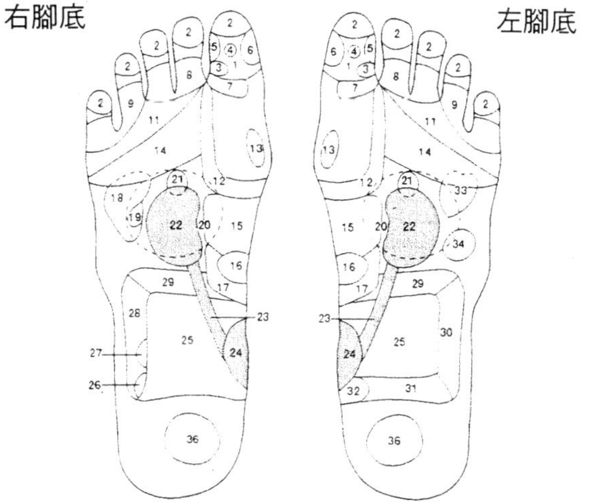

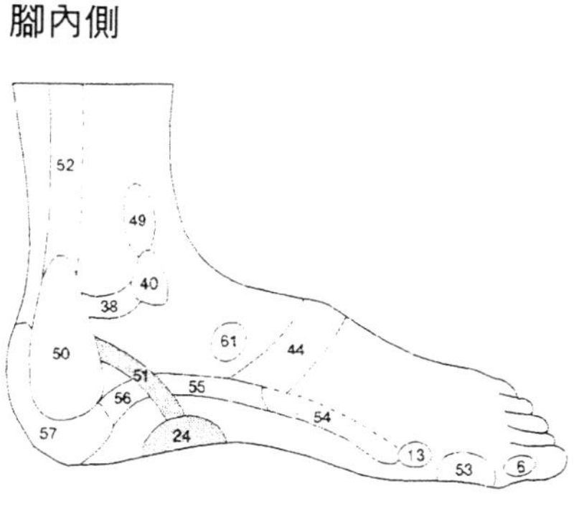

等的廢物排出體外。

如果繭有核心的話，比較難去除，不過一併使用專用的塗膏持續地按摩，應可漸漸變小。

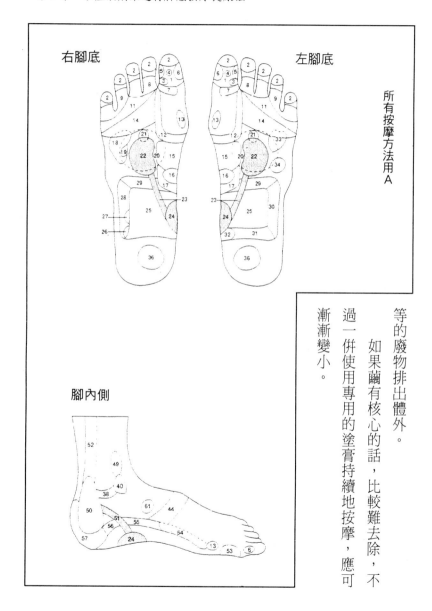

●香港腳＝㉒㉓㉔㉛

最近年輕女性也增加了得香港腳，在碰到腳形成香港腳細菌容易棲息的環境時，他們便長住下來。

得香港腳的原因之一是排泄器官功能不良，廢物積存於腳部，另一個原因是甲狀腺功能異常而不正常地流汗，使腳底的汗腺（外分泌腺位於顏面和皮膚的漏出分泌腺(eccrine gland)）倒流出變質的汗，卻依舊長時間穿著不透氣的鞋子所致。

還有一種是餐廳廚師等在多水的場地，持續穿著不透氣的雨鞋時多見。

然而不管那一種情況，都是以改良腳部環境、避免香港腳細菌棲息爲要。爲此要按摩㉒腎臟、㉓輸尿管、㉔膀胱、㉛尿道的排泄器官之反射區，把尿酸等的廢物排出體外，還要勤換襪子等維持腳部的乾淨。

有位四十歲的男性，在得了香港腳之後，拚命再三地塗抹市售的殺菌劑，總是無效。有一天他爲了別的症狀前來拜訪我，我教導他作腳底按摩，他每晚均很熱心

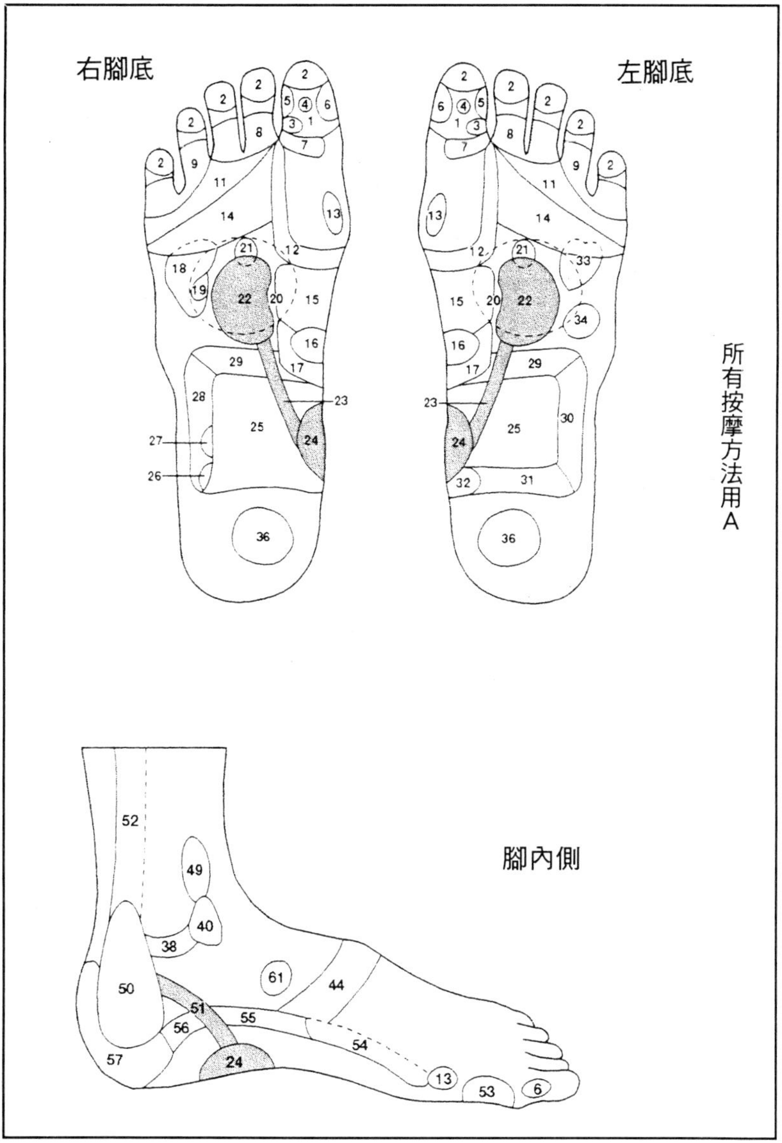
右腳底
左腳底
所有按摩方法用A
腳內側

地實踐之，大約過二週後竟意外治好香港腳。

這個腳底按摩健康法不管對於任何症狀，在最初按摩排泄器官的反射區時，只要有感染香港腳細菌的腳，會排掉積存的廢物，使表面呈現酸性體質，雖然還有一些香港腳細菌的繁殖，腳趾尖會有些潮濕，但其他地方是乾、粗又硬固的，之後每日持續作腳底按摩，久而久之腳部會變得柔軟，自然形成香港腳細菌不受棲息的環境。

至於塗抹殺菌劑，只限一次的對處療法而已，它只能暫時殺菌，但接著更頑強的細菌又會再度聚集，因此，最重要是改善體內循環，形成弱鹼性而非酸性的體質才好。

如果你開始按摩時，剛好是暖和的季節，那麼細菌會暫時的增多，在此際必須保持乾淨，以及維持甲狀腺功能的正常，避免異常流汗或流出易變質的汗水，借以改善腳部的環境。

我敢確信，持之以恆地作腳底按摩，就可以跟香港腳說再見。

●肥胖症＝②④⑫⑮⑯⑰⑲⑳㉒㉓㉔㉘㉙㉚㉛㉜㊴㊵㊶(51)(52)

當肥胖、過食症、減肥、厭食症時

當人們照鏡子時，會發現身上到處是多餘的脂肪，但大部分的人會推委給年齡而一笑置之。有人因爲以外表一看即很肥胖而煩惱，有人乍看很瘦，可是體脂肪偏高是隱藏型的肥胖，還有人體內循環不良，被醫生警告要特別注意。

至於肥胖的原因是荷爾蒙失調、飲食過量、腸胃功能衰弱等三種，此外在人一生中分別在胎兒、幼兒、青春期會增加脂肪細胞使體格變大的機會，若在此階段變胖，將來有可能會肥胖。雖然食量很大卻依舊很瘦的人，按摩時應以甲狀腺的荷爾蒙平衡及有關排泄之大腸系統爲主。

首先按摩⑫的甲狀腺反射區，使參與新陳代謝的荷爾蒙分泌能得到調整，進而促進基礎代謝。若甲狀腺的荷爾蒙分泌太少即會變成肥胖，反之過剩，不管怎麼吃仍是骨瘦如柴，因此先按摩此處藉以發揮甲狀腺的正常功能。現代人從孩提起即開始穿鞋，過著雙腳被束縛的生活。一旦雙腳被束縛著，甲狀腺的功能即會降低而變

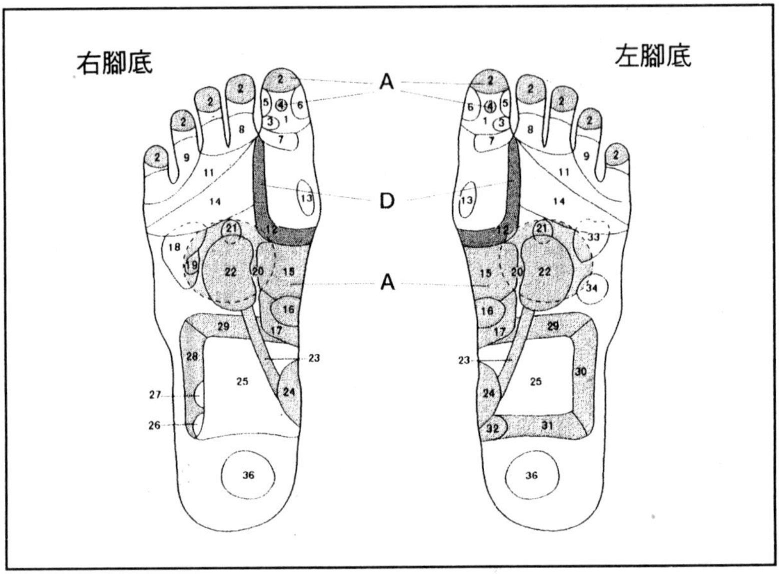

成肥胖兒童，鞋子的影響不少。

食品中的營養分成二種，一是製造骨骼、肌肉等人體所須之營養，另一種是成爲心臟和肺活動基礎代謝能源的營養。你拚命而沒有必要地吃製作人體營養及形成能源的營養，身體當然發胖，除非適當地消耗熱能，否則即是形成肥胖的原因。如果大腸功能不良，無法順利排泄而便秘之人，也會形成下腹部肥胖的酪梨型身材。

爲了要改善此一症狀，須進一步按摩㉘上行結腸、㉙橫行結腸、㉚下行結腸、㉛直腸、㉜肛門的大腸、小腸系統的反射區。還要按摩能使大腸蠕動活潑化的52直腸肌的反射區，又爲了趁早排

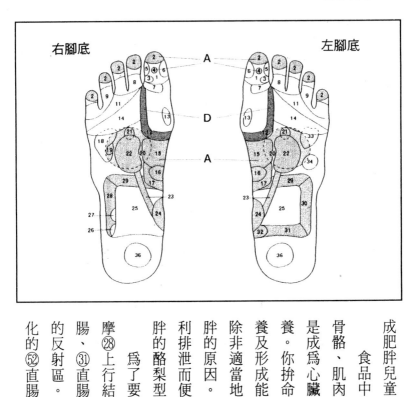

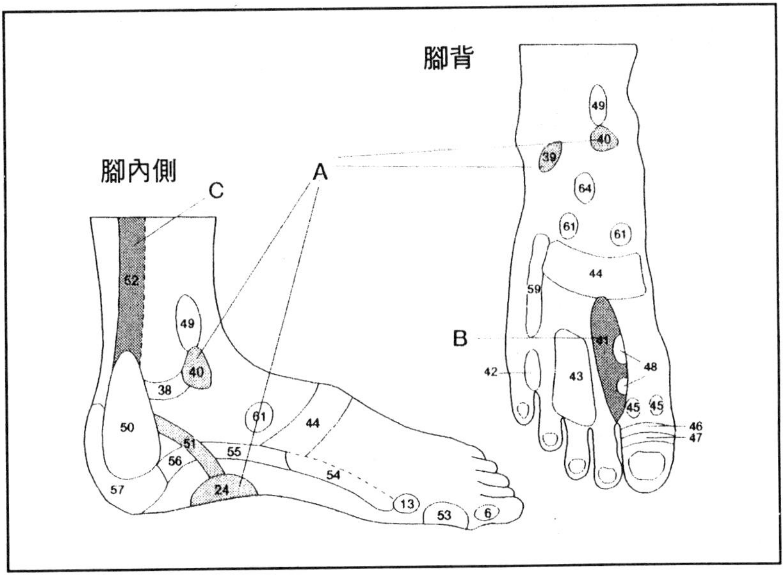

出多餘的水份還須按摩㉒腎臟、㉓輸尿管、㉔膀胱、(51)尿道的反射區。

還要按摩掌管全身的荷爾蒙及神經之④下垂體反射區。又為使淋巴的流程活潑化，再按摩㊴～㊶的上半身、下半身、胸部的淋巴腺的反射區。因為從膽囊分泌出之膽汁會分解脂肪，所以還要按摩⑲膽囊的反射區。

至於因壓力引起的過食症和肥胖，或太瘦的厭食症，必須按摩腳的整隻大拇趾和②額竇、⑳腹腔神經叢、⑮胃、⑯胰臟、⑰十二指腸的消化器官的反射區，只要按摩腳底之後，整隻腳的疼痛即可消除，自然形成配合此人骨骼之理想體型。

●暈車＝⑨⑮⑯⑰㊷
當暈車、或要預防暈車等……的時候

暈車有二種原因，一是因耳朵或三半規管，二是因胃腸等的消化器官爲起因。同樣是暈車，有人坐飛機無所謂，但只怕坐汽車，或是有人上船必暈等因人而異，還有是在一小時內沒事，但超過三小時則會暈車的時間性暈車。然而因爲飽受暈車之苦，使好不容易成行的快樂全家遊，變成痛苦的回憶。

有一個例子是一名小孩乘坐巴士十五分鐘即會暈車，他從開始作腳底按摩大約三個星期的療程之後，就不再暈車。

腳無名趾、小趾的趾根是⑨耳朵的反射區，而位於腳背的㊷屬於平衡器官的三半規管之反射區，按摩此一平衡器官對於暈車有良效。

此外⑮胃、⑯胰臟、⑰十二指腸的消化器官之反射區位於雙腳底的拇趾一邊及腳心處。曾經暈車過，在精神上感到不安害怕會再度暈車之人，在上車前先作腳底按摩也頗有效。

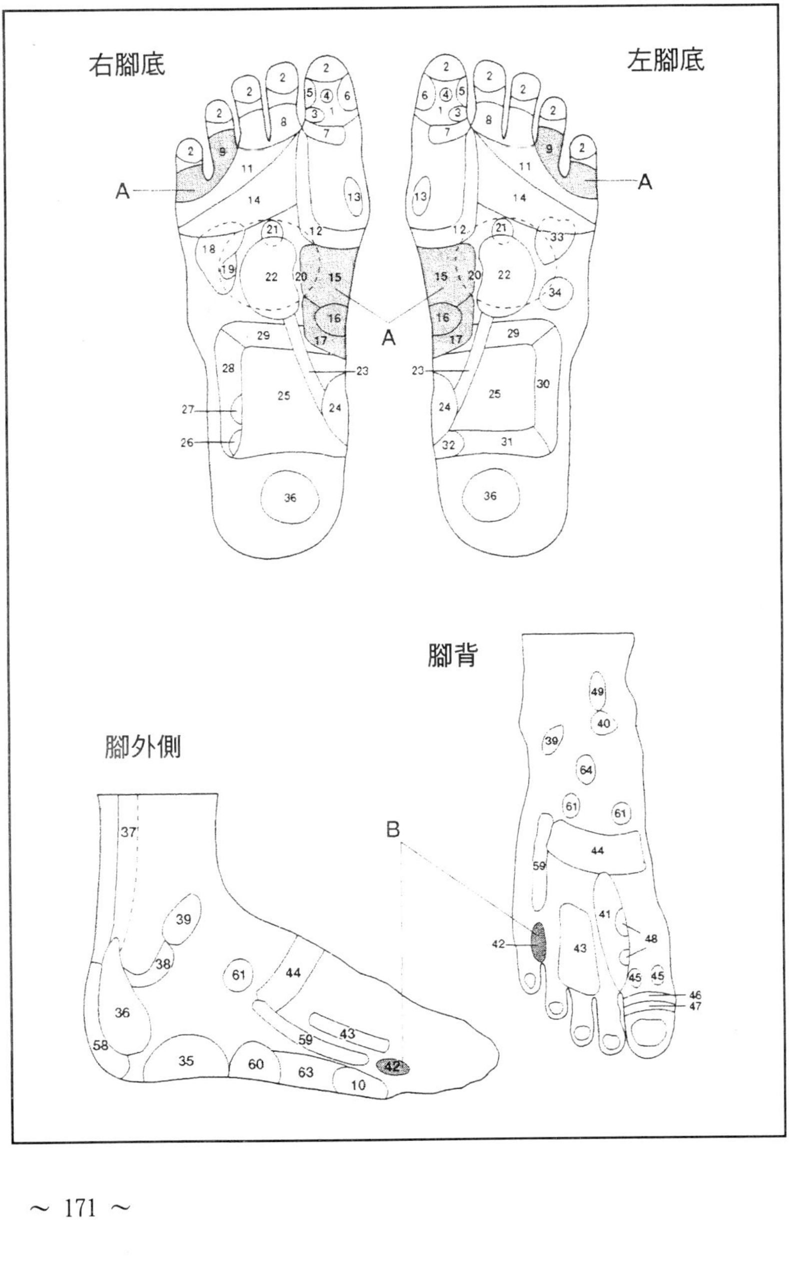
右腳底
左腳底
A
腳背
腳外側
B

腳底按摩工具的介紹

腳底按摩的健康滾筒

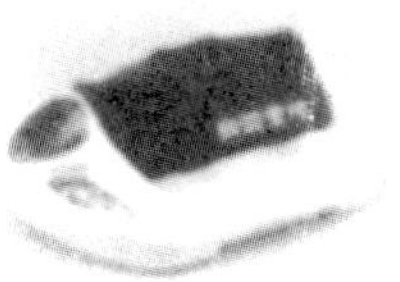

有人會說他已了解腳底按摩有益身體，無奈工作忙碌，無法持之以恆，或是說他的力道不夠，無法使力按摩，那麼這個健康滾筒對於這些人十分方便。十分忙碌的人，又必須要作腳底按摩，在家是不用說，外出旅行時，可事先寄到當地旅館就非常方便好用。

腳底按摩的桐三角

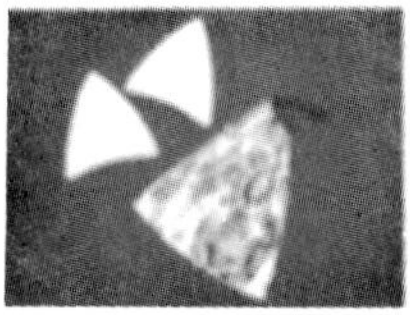

凡有溫度的東西，不分人或石頭都會放射出遠紅外線，因為遠紅外線在健康方面上具有消除疲勞之效，促使血液循環活潑化，以及抗菌、防臭、防濕效果而受人矚目。

而桐跟炭所放射出之遠紅外線是相同程度的，它的波長和人體所發出之波長是一樣九．四毫米。根據研究報告它所放射的，還具有療傷效果的負離子。若在進餐中攝取太多的肉類和穀類等酸性食品時，必須多吃黃綠色蔬菜或鈣，借以維持血液的弱鹼性。同樣道理，負離子會透過增加血液中的鈣、鈉來中和血液，以維持弱鹼性。另外根據研究又說負離子也會向自律神經起作用，對胃障礙或神經衰弱也有效果。而桐具有這二者的效果，因此用它來作腳底按摩，效果更顯著。

天然水晶、ＥＥ手鐲

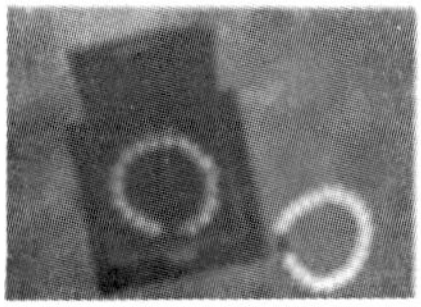

不知各位是否知道像電視機或微波爐等的家用電器產品，其實是致癌的原因，非常可怕。而最近有科學家還提出個人電腦或大哥大電話等的熱門話題，他們說只要使用大哥大電話三分鐘，腦中沒有再生能力的腦細胞大約死掉三千個。

以水晶的能源配合四十七種天然無毒性礦物質所製作的手鐲，可以防止有毒物質，調整身體熱能之平衡。特別值得推薦給在電腦旁邊工作的人，以及常搭乘飛機、電車、汽車的人，或生活在電器產品多的房間中之人，還有使用大哥大電話之人。

詢問及購物連絡地址：

〒213-0001
日本國神奈川縣川崎市高津區溝口 4-4-10
ロウスウヘルス事業部
電話：044-811-4501

第4章

「腳底按摩健康法」的歷史背景和其原理

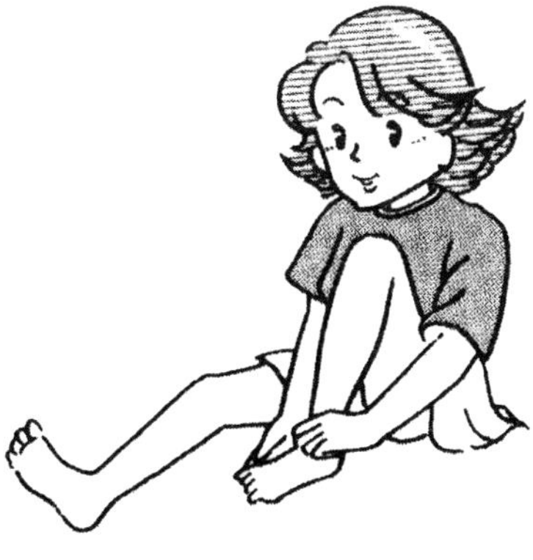

我所實踐的「腳底按摩健康法」是有其歷史背景和牢不可拔的原理爲依據的，如此可使各位多一層的安心感和熱忱，在平日實踐既安全、效果又佳的健康法。

利用腳的反射區之自然物理療法

腳底按摩健康法，是利用腳的反射區之自然物理療法，其歷史出乎意料地很久遠，大約在五千年以前。

從古代中國或印度的墳墓中，曾挖掘出腳底按摩的圖文，又在埃及首都開羅之古代研究所中保存著西元前二千五百年古埃及人所記載之圖文。

我心想無論如何也要親眼目睹，於是在一九九六年到埃及實際參觀描繪被說成是紙張來源的紙草上，及洞壁上的實物，畫的是使人頗感興味的象形文字和圖文，令人深受感動。

對於現代人而言，健康是最令人開心的重要事，但看來對古代人也是最切身的問題。圖中所繪的甚至還有古代人進行外科手術，及齒科醫術的圖文，可見早在四千五百年前即進行類似現代醫療了，真是驚人的發現。

我真是難以置信，古代人早已知道互相作腳底按摩和健康有密切的關係。可見腳底按摩的治療歷史真是悠久。但是身爲現代人的我們，生活在如此方便舒適的社會中，早已忘記了「腳是第二個心臟」、「人從腳開始衰老」之意。

以中國的「觀趾法」為起點

現在說明腳底按摩健康法的歷史背景。

此法源自於中國針灸學，可定位是中國古代相傳的傳統醫學，其中特別是以中國最古老的醫學書『皇帝內經』中所介紹的「觀趾法」爲起點。

『皇帝內經』分爲「素問」、「靈柩」二部份，下面簡單說明其內容，它是以太陽爲中心，其四周由地球的軌道、十二方位、二十四節氣等陰陽哲學所支配，亦即根據以自然和人體的關聯爲背景之經絡理論、五行理論，作爲醫學的集大成。

其內容是採皇帝和醫師岐伯的內容方式，站在自然學、生理學、病理學、診斷學的角度，記載了預防和治療方法，這是一本劃時代的書籍。

並針對其中以東方醫學思想和養生所記載的素女編中之「觀趾法」來介紹。「

觀趾法」即是觀察腳趾，在穴道施以物理面的刺激，利用反射原理來治療。

之後大約二千年的後漢末期，被譽爲中國史上唯一的名醫以麻沸散（麻醉藥）實施外科手術的華陀，和其他六名醫師同時注目於「觀趾法」，並把他進一步體系化，而於『華陀秘笈』一書中歸納成簡易的「腳心道」。

但是這一切被分成各種的流派在民間代代相傳，然而不知爲什麼只有腳底按摩的療法被遺忘了。到了十九世紀之後，屬於西醫的蘭學開始傳入日本，在一八九二年制定了醫師法，結果像中醫等的民間治療師即失去了醫師資格。

而「觀趾法」在中國歷史上也是窮途末路了。凡看過電影『敦煌』之人即知在各朝代的隆盛、衰退之際，重要的文物均會消失、遺散，因爲他們不同於埃及製造出是最古老紙張的紙草，他們是書寫在木板、竹簽、或動物的骨頭上，所以保存困難。至於自己的秘技，既使親如子、孫，如果無能者也不相傳之習慣作祟。所以在發祥地的中國也快在半途中煙滅。

然而拯救如此僵局的是歐美在此方面的發展，於一九一三年美國的威廉·亨利·何布·菲其藍博士曾把人體劃分成十個區域，再以中央爲界，從頭到腳尖劃分左右各五個垂直區，此書於其四十一歲那年出版。

其後於一九一七年與耶道維・F・拜斯博士共同發表『區域療法・反射區療法』。它的效果，一九二五年被美國政府的刊物刊載，在近代的療法與醫學界的發表中，得到廣大的迴響。

後來，約瑟夫・賽爾比・來莉博士出版『簡單的分區療法』一書，其助手加拿大籍的優尼斯・英格翰女士在一九三八年年出版『雙腳的話』，成爲現代的反射療法的精典之作。

至於西歐的研究工作更是盛行一時，特別是被英、美、法、德、奧地利、荷蘭的各國在早期引進，還分別發表專門的論文，到如今，分別以英式、德式的名稱傳入日本，但回朔其歷史根源仍是如出一轍。

而我所推薦的「腳底按摩健康法」是瑞士護士海蒂・馬沙弗列女士來中國從事傳教活動，回國後以關於腳的反射區之『未來的健康』爲題而出書。而當時看到此書，並嚐試書中介紹的反射療法，結果竟成功地克服長年所苦的風濕病的瑞士神父佛列爾・約瑟夫・烏克斯達。

吳神父面對此驚人的效果懷有感謝之心，於一九八二年來到台灣並以「吳若石神父的病理按摩法」爲題出書，在當時曾轟動一時。

而吳若石者即為約瑟夫‧烏克斯達的北京語發音，不久在台灣人人稱此反射療法為吳神父健康法而推廣到全國。

並於同年四月，吳若石神父授權陳茂雄、陳重松二位先生設立腳的反射區理論之學術研究，及以推廣為目的之「國際若石健康研究會」，從設立後，其二人承繼吳神父的意志，向世界各國擴大其普及行動，如今已推廣到四十七國以上。

此外，每二年舉辦的世界大會，學術檢討會等也精力充沛地進行著，每次均發表西醫和中醫學的融合，及發現新的反射點等，在此際，被確認的反射區已有六十四區之多。

我料想在透過世界大會，今後之研究會持續進行，新的發現也不在話下，至於老舊的方式如果有誤也不會加以隱瞞，還會發展更正確的方法。到目前為止的所有世界大會我均恭逢盛會，同時也發表論文，這也是為什麼我能十分信賴他，並充滿自信地向各位推薦此健康法。

我和吳神父健康法的際會

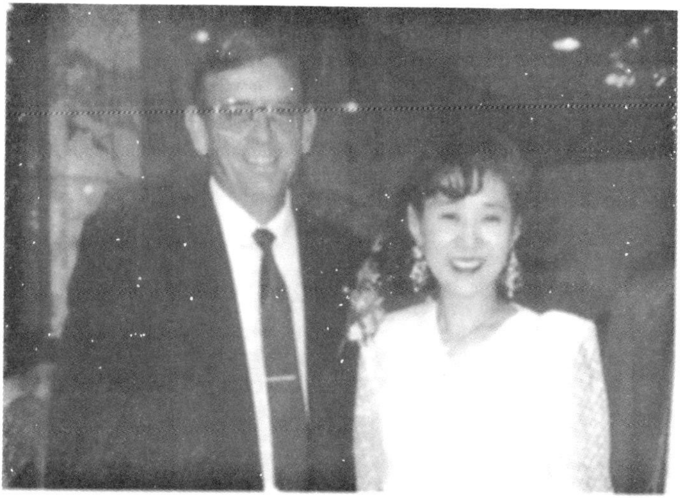

吳若石神父(左)和作者於 1992 年馬來西亞世界大會之合影。

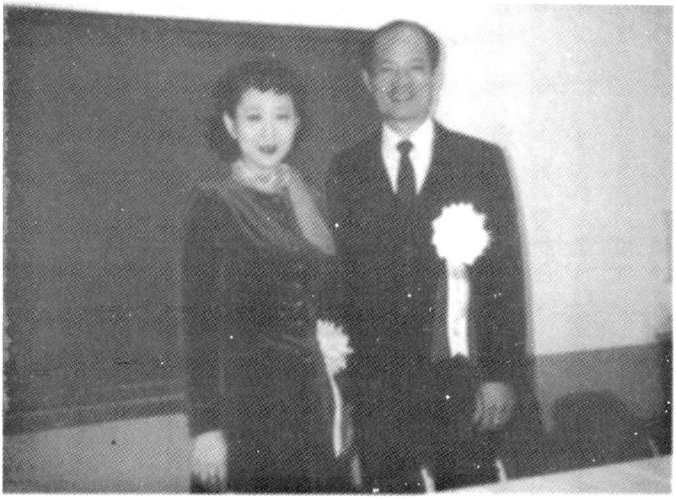

陳重松先生(右)和作者於日本巡迴演講中在札幌之合影。

吳神父健康法於一九八六年開始引進日本，在此之前三年畢業於台灣若石本部的第一次進修會，並到日本從事於推廣活動的官有謀先生，是擔任我所服務的健康機器公司的顧問，這是我和官先生初次的見面。

在那之前，我從化粧品工廠的資生堂開始，曾服務於化粧品業界長達十五年之久，但在那次見面之後，我成爲官先生的助理，一同參與推廣普及活動，這是成爲今日活動的我的第一步。

我體驗到官先生妙手回春的初次動機是，當時爲唸國中，體況非常差的我家老三之治療。

我把老三帶到公司去，在眾目睽睽之下，並沒有經過事先任何的說明其病況，即請官先生爲其診斷。結果，他看了一下腳，即一語道出他在五年以上之前曾有骨折的部位和現在的症狀、飲食生活等。在場的人莫不像是被狐狸迷住般大吃一驚，這正是腳底可以鮮明地把一個人的體況在瞬間且令人不可質疑地表達出。

身爲母親的我，之後遵從官先生的指導，每日持續地爲老三按摩腳底。

老三和我的體驗已於第二章中介紹過，如今老三擁有健康的身體、全拜跟著官先生一起巡迴全國各地的演講活動所賜。

在巡迴全國的演講中，在各地的會場上，我接觸到各式各樣的人。有一位六十歲的老婦人說：「我到了這個年紀，從未仔細看過自己的腳底。」又有一位母親流著淚說：「醫生宣布我的女兒得絕症，我甚至想母女同歸於盡，但如今我又看見曙光了。」

這使我痛切感受到有那麼多人爲體況失調而傷腦筋，不久隨著歲月流轉，每當我接到「疾病治好了」、「病況好轉了」等的喜訊，使我不由得更加確信腳底按摩的威力。

參加世界大會時唯獨我發表論文

腳底按摩健康法的了不起之處在於他沒有副作用，且效果確實很大，加上爲了擴大世界規模之普及化，從一九八八年開始每隔二年召開世界大會。

此一劃時代的世界大會，學術檢討全是由全世界包括中醫、西醫、日醫、氣功師等所有健康法的諸位先進，在此發表論文，交換意見。

隨著各國的衛生機構不同，有些內容的論文帶回國後無法發表，不過仍深切覺得此法融合了中、西醫，既沒有副作用又很安全的方法，於是在第一次的台灣大會即參加了，我是會中唯一發表論文的日本人，並報告日本的普及狀況。

在一九九〇年召開的日本大會，我還擔任大會的工作人員，負責企畫營運的工作，也被派任爲開幕歡迎會及歡送會的司儀，並順利地完成所託負的任務。被WHO（世界衛生組織）派來且一連三天均與會的席克林•德恩博士在宴會上述說其與會的感想如下：

「人類必須要有自己的健康、自己負責的觀念，建立健康工作是需要鼓勵的，在醫學上應透過中、西醫的融合共同研究才行。我發覺貴會雖爲民間團體，卻也能發揮這種功能，真是令人欣慰。」

還記得當時的我，聽到如此的佳評，高興地全身發抖，此情此景歷歷如繪，彷彿在眼前。

此次日本大會能圓滿成功，我由衷地要感謝主辦單位、協辦人員及眾多企業界人士的努力。至於我本身在大會之後，還到台灣本部去接受最嚴格的資師訓練（Master Cource），是唯一的女性，在七名男性包圍之下畢業，接著又到馬來西亞學習吐納法、合十法，並站在女性的立場上，經常更新各種招式。然而陪同官先生展

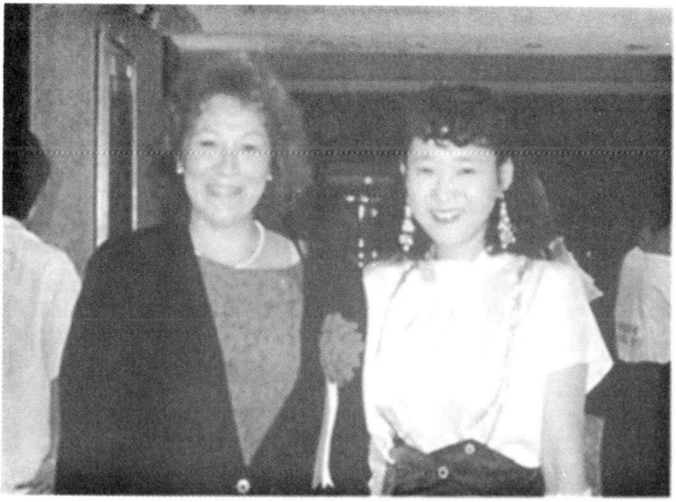

WHO的德恩博士。1990年合影於日本大會。

開全國的普及活動，使我觀察到一萬人次以上的腳，並爲其按摩。

每一個人的體質及有病的部位等均各不相同，我從每一次的親手臨床體驗各種症例和反應中，才累積出今日我的知識。

在如今的社會中已廣泛地接受了腳底按摩健康法，而在中醫受人矚目的同時，從健康產品的研究開發到美容，三溫暖業界的大力推廣下，此法可以說在日本擁有很大的經濟效果。

君不見街上到處林立美容沙龍，或掛著以腳底健康法爲招牌的店，但是這些業者到底受過什麼程度的訓練，實際上又按摩過多少人的腳，對於他們的技術真令人懷疑，而在書店中一整排類似的書也令人質疑。

在此背景下，我之前一直不斷拒絕出版的要求，如今才下定決心答應出書，而且要大力介紹跟官先生一起從事推廣活動的健康法，加上包括了在台灣、馬來西亞的研修等經驗在內的「腳底按摩健康法」。

如果只是單純的按摩腳底，效果並不大，還須加上推拿，把體內積存的廢物排出體外才是重點。

下面要說明的是此健康法的基本原理，請各位讀者務必仔細閱讀，如此才可建立健康的身體。

腳底按摩健康法的原理——「反射原理」

其原理可粗分爲三——「反射原理」、「循環原理」、「陰陽平衡原理」。首先說明「反射原理」。

所謂「反射」是指刺激時，在非自覺性下的一種反應。如聽到附近忽然發出很大的聲音，會不由自主地在剎那間彎下身，像這種透過某種刺激，在其影響所及之下，血液和神經、器官和內分泌腺、肌肉引起的反射動作。

至於「反射區」則是指人體的臟器和各個器官、神經集中的部位，在此相關連的部位會直接反應出好、壞。因此能正確反射出各部位的病症，若其反射區受到壓迫和變化（例如拇趾外翻、長雞眼、起繭等）時，認爲是各種疾病的原因所致。

而所謂的「反射療法」是應用此一反射原理，給予有病或活力降低的部位活力、或是治療的補助方法。簡單地說是刺激位於腳的反射區，使跟其相關連的臟器活潑化，早在大約五千年前的埃及、印度、中國的先民已發現腳擁有和人體的各器官、部位相通之反射區的存在，真是不可思議！

提到穴道，不止在腳，也遍佈全身，只要以某種方法去刺激就會有效果，無論頭、顏面都有一觸即舒服或疼痛的部位，但像耳朵、眼睛直接可看到的部位，若沒有專業知識和特殊技術，非常危險，例如會伴隨顏面麻痺等，要特別小心。

關於此點，腳底按摩健康法則完全沒有副作用，因爲腳是人人親眼可見，又遠離心臟等的臟器。各器官，不用擔心會引起後遺症，所以我更加確信在所有的健康法中，沒有一種方法能勝過本健康法，無論在安全性、即效性、簡單、方便性等各方面均是。

腳是許多現代人不曾在意或加以輕視之處，但是腳的反射區恰巧吻合人體的構造，所以腳可以說是「人體的縮小圖」。

我常在各式的書籍、雜誌、健康用品中看到腳的反射區圖表，但大半跟我從台灣帶回以腳爲「人體的縮小圖」爲想法所繪製的圖表明顯地不同，他們有些是以經絡爲中心的圖表，有些則無法理解他們到底是根據什麼而畫出的？

關於這一點我採相反論調，然而關鍵在於拿腳的反射區去吻合人體，其實是非常合理的。

在第一章中已經說明過，生殖腺的反射區位於腳跟，每次走路均會受到強烈的刺激，透過反射來刺激本來的生殖腺，而形成子孫綿延。

反射區就是如此地吻合人體，而應用反射原則的腳底按摩會排除積存於反射區部位的廢物，若持續地作腳底按摩，還可預防廢物的積存，進而扮演避免皮膚的角質化，預防疾病的角色。

頭一次作腳底按摩的人，幾乎所有人莫不驚訝地發現在心情舒適之餘，竟然也有如此疼痛的部位。有一次在電視節目中聽到主持人向女演員耳語說：「假裝會痛吧！」其實那話是多餘的，凡是頭一次作腳底按摩時，不管是誰均有某一程度的疼痛感。當然也會有例外，在我十五年的經驗中，實際上完全不痛者我碰到過二、三人，甚至有人在作腳底按摩的過程中睡著了……。

至於疼痛嘛！有一位醫生的看法是：「不該給人體帶來疼痛」，其實我並沒有說在作腳底按摩健康法時一定要「弄痛」。我只是說凡是會痛的部位代表有問題，因爲要「透過刺激趕走積存的廢物」，因此用手一按即會痛，表示走路時無法承受體重，也就等於「將來不會走路」。若爲了怕疼痛，只是輕輕撫摸的程度而已，只能獲得體閒式的效果，但無法將廢物排出體外。

有很多人並不了解我們所說的原理，和從事於腳底按摩的工作，每天爲幾個人作撫摸式的腳底按摩，事實上，在腳底按摩健康法中，治療師要花費相當大的體力，所以一天之中能按摩的人數有限，當然要以排除體內廢物爲目的，但請放心，疼痛會慢慢地消失。

「循環原理」

緊接著反射原理之後是「循環原理」。提到循環，我們會連想到血液循環，但是我認為除非體內循環一切均順利且行之有序，否則無法維持健康的身體。

至於體內循環最具代表即是「血液循環」，其他還有「空氣循環」、「淋巴（體液）循環」、「熱能（神經經絡）循環」。

接下來依序說明各個循環。

關於「血液循環」

針對最具代表的血液循環而言，有關醫學面上的一切，就交給專業書籍上去說明，在此一律從簡。

血液分為血球和血漿二種，其中血球又細分為紅血球（存在於血液顏色的血紅素中，搬運全身細胞的氧氣），白血球（打擊入侵體內的異物、細菌等），血小板（向全身輸送營養，也把廢物送回腎功能，此外還有止血的功能）三種。必須分別正常起作用才能維持健康的身體。

血管在體內錯縱複雜，繞遍整個身體，據說連接起來可繞行地球二～三圈。在血管的流程中把營養、荷爾蒙、氧氣、水份等搬運到身體每一個角落，藉由主動脈、細動脈、微血管、細胞。另一方面吸收廢物和二氧化碳經由細靜脈、大靜脈、肝臟、心臟、肺和各個臟器釋放出不要的廢物之循環。

接著再深入說明搬運氧氣的機制，循環於全身的二氧化碳透過從心臟到肺爲止的肺動脈來搬運，到了肺，它所帶來的二氧化碳會跟從呼吸中吸入的氧氣交換，再經過肺靜脈搬運到心臟，此稱爲肺循環或小循環。

到了心臟之後，跟著大動脈連同營養、荷爾蒙一起搬運到全身。

從此機制進行的血液循環，如果血液的品質（老血）惡化，或血管老化連同收縮，舒張的能力也削弱，如此血液將更爲混濁，也會發生成爲腳部沉澱物之尿酸、乳酸。

再說屬於末端的微血管的血液會透過運動而活性化，然而在現代人的腳部尖端存在很多不活動微血管。

其中之最是腳繭、水泡、雞眼、角質化的肥厚組織，爲了要使不活動微血管變成活動微血管，必須使肌肉多活動、走路、促進血液循環活潑化，但是現代人就是不走路，所以運動量不足。

當血液循環惡化時，會依序產生如下的症狀：

＊供給各細胞之營養、氧氣、荷爾蒙、水份會不足。

*要把吸收的營養轉換成熱能所須的氧氣不足，只積存不必要的二氧化碳和廢物，因此肌肉易疲勞又緊張。

*如果血中的氧氣量適量，那麼血紅素會呈現鮮艷且通紅，萬一二氧化碳很多時，則會變黑，且左右臉色。

*血液濃度增加、粘稠度升高、新陳代謝遲鈍、連血管壁上也容易積存廢物。

*血量減少、加重心臟的負擔。

*血液的PH值（氫離子濃度為弱酸才算是健康身體）傾向酸性，則容易生病。維他命不足，體況不佳是造成生病之因。

*腳部容易疲勞，長期同一坐姿時會感到痛苦不已。

*稍微走一點路就疲勞不已，腳有沉重感，走路顯得無精打采。

*會有鬱血、充血、浮腫或是凝塊，只要按一下就會痛。

*新陳代謝遲鈍、營養平衡崩潰、肌膚粗糙、出現小濃包、斑疹、易形成脂肪腳、香港腳，且自我治癒力降低。

*腳在一開始即發出不同於長時間穿鞋所發出之臭味，令人很不悅。

*腳趾頭的關節、肌肉失去彈性、腳趾粘住拉不開，或旋轉度不佳，容易受挫

或骨折。

＊整個身體的柔軟度變差，加快老化現象。

＊從腳起得了懼冷症、易罹患生活習慣病，且呈現出晚上失眠的症狀。

＊血壓不穩定，使心臟負擔加重。

＊會產生站立時重心不穩，姿態不良，或鞋子受力不均的鞋型。

我們常聽說血液粘稠稠的，或血液變濃時，萬一出現了這些症狀要特別小心。因此，要避免這些毛病，改善血液循環，而這正是腳底按摩的第一個目的。

關於「空氣循環」

被吸入體內的空氣依序順著肺循環、小循環而到血液，最後以二氧化碳而被吐出體外。但隨著年齡增長之後，只是快步爬樓梯，就呼吸混亂而喘不過氣來。至於混亂的原因是因爲向體內吸取氧氣的心肺功能衰弱，所以氧氣攝取量降低所致。

再透過了吸、吐能力的降低和不均衡，才產生了氧氣不足和二氧化碳殘存於體內的現象，由於體內來不及補給氧氣，於是才會發生暫借氧氣的生理現象。

這個量有五～十ℓ之個人差異，因此平日要刻意多加運動，如此在上、下樓時才不會喘不過氣。

然而隨著年齡日增，呼吸變淺倒是不爭的事實。因此深呼吸運動或中國式的丹田（臍下大約四公分，朝向體內約二個關節深的中側）呼吸法等也頗有幫助。

最近我們了解到在我們不經心中所吸入的氧氣，在進入體內後大約有二％會轉變成破壞細胞及致癌原因之活性氧。而體內原本有會打擊這個活性氧的ＳＯＤ（super oxide disimutase，超氧化歧化酶）的酵素，但它也會隨著老化而衰弱。

因爲癌細胞是厭氧性，因此隨年齡而變淺的呼吸，要下意識加上深呼吸，以乾淨的氧和二氧化碳交換才好。

可見空氣循環和血液循環一樣，是保持健康身體很重要的原理。

關於「淋巴（體液）循環」

淋巴液又稱爲體液。

雖然書店中有針對淋巴效用的書，但幾乎看不見提及淋巴循環重要的書。

至於是什麼讓我發現到淋巴循環的重要性，那是因爲我以前是服務於化粧品公司之故，在化粧品業界中爲了保持年輕有活力的肌膚，而重視體液的保持和補給。

各位應該知道身體是由大約七〇%的水組成的，這裡的水就是體液，他存在於細胞的四周，左右著大約六十兆個細胞的健康，萬一此循環不佳，細胞受到影響，也就形成之後百病叢生的一個原因。

當植物要生長時，細胞分裂會十分旺盛，草木的嫩草也鮮嫩欲滴，那是營養充沛的水份，萬一植物停止生長的話，葉片不再滲出水份，不久即枯萎而死。

人類也不例外，滋潤人體的體液量，在胎兒時的身體中大約九〇%爲體液，嬰幼兒爲八〇%，成人爲七〇%、老人則爲六〇%，如此不斷地減少體液量，換句話人從呱呱墜地時水嫩柔軟的，但慢慢地枯膏乾竭而死。

淋巴被腸從食物中吸收，以乳糜管的細淋巴管進入血管，此血管會運行全身，再從微血管滲出以養育全身的肌肉、內臟、神經等組織細胞。

有時燙傷會起水泡，那時的水份，或淚水、鼻水、膝蓋積存的水均是淋巴液。

以一個體重六十公斤的成人而言，若七〇%爲淋巴液的話，就有四十ℓ之多，相當於血液的七～八倍。電視廣告上說，吃了它會變成「血、肉和骨骼」，其實是變成淋巴液。

不知各位有無此經驗，碰到好久不見的同學，一看他是那麼年輕、有活力，反觀自己卻是老態畢現，這才真正是淋巴液的量和質的不同之處。

我很早就發現體液的淋巴液有如小溪般涓涓長流，可保持皮膚的年輕、活力、且不畏懼老化和生病。

眾人的共同願望之一是長保健康、青春永駐。等到了五十歲的時候，被看成四十五歲，或當成五十五歲看待，其間的差距何其大啊！

體液循環的機制，包括在血液中的營養叫血漿（水）流到微血管，橢圓狀的紅血球從隙縫中出不來，但血漿水卻會外滲到組織，才形成體液而稱爲淋巴液。

血液是輸送營養的機構，而淋巴會帶給細胞營養，從細胞中排出不要的廢物，因此養育組織者正是淋巴。當體內淋巴碰到太多的酸性食品，或疲勞、壓力太大時，其PH值（氫離子濃度）會降低形成酸性體質，肌肉就會疼痛，當呈現酸性時，淋巴液會變成疲勞物質而刺激中樞神經，使他精神上焦躁不安。

萬一淋巴液受到廢物的污染，使體內循環降低，新陳代謝遲緩（形成水毒、水邪等），到了身體四周開始停滯不前，其結果在短期內出現所謂的病症，長期間則慢慢出現老化現象。

血液在血管中循環，但從微血管中滲出之淋巴液，卻透過不會流的淋巴管的循環，分布在腹部、頸部、腋下、鼠蹊部等處。當手指受傷時，腋下的淋巴結也紅腫發痛，那是自我治癒力正和從傷口入侵的細菌作戰。

體內的廢物經過細淋巴管聚集淋巴腺，然後被粗淋巴管吸收，進而到靜脈中由腎臟處理，最後變成尿而排出體外。萬一沒有此項功能的話，廢物和營養回流到主動脈，一起分配給細胞。我們人體是由骨骼、肌肉、血管等構成的，在六十兆個細胞中除了腦細胞、心肌細胞、神經細胞之外，其他均會時常分裂，但萬一細胞被污穢的體液包圍住，細胞分裂的條件就會惡化。

據說在體內每天產生數個到數十個癌細胞，但只要體液正常地循環，並維持自我治癒力不降低的話，那麼癌細胞在出現症狀之前，已被自我治癒力治好。

但萬一飲食習慣不良，或壓力太大時，無法自我治癒時，種種症狀就紛紛出現了。

俗話說：「預防勝於治療」，可見改善自我治癒力可防範疾病於未然，因此體液循環扮演相當重要的任務。

以按摩腳底來排出廢物的方法，和中醫的「治療未發之病」的防範於未然，是一致的。

人體的這三處淋巴腺，可透過頸部和手臂的活動，靠著走路作壓迫運動，以幫浦作用把廢物排出，因此淋巴腺可說是「第三的心臟」。

關於「熱能（神經經絡）循環」

在身體左右共有十二個經絡，而經絡可說是氣的通道。下面說明何謂經絡，經絡有陰陽之分，也有始有終。沿著經絡處有經穴（穴道），而流過經絡之氣（熱能）分別到達終點，再傳遞給下一個經絡。

陰經絡關連著固體的臟器（肝臟、心臟、脾臟、肺、腎臟、心包絡）；至於陽經絡則關連軟性的臟器（膽囊、小腸、胃、大腸、膀胱、三焦﹝呼吸、消化、泌尿﹞而保持陰陽調合。

此十二個經絡一面互相連繫，透過手腳趾頭進出體內，其中上下縱向掠過體內是六個「正經」，從腳開始而結束於腳，據說剩下的六個經絡從手開始結束於手。

雖然氣只有單向地流，但用手推拿屬於經絡出入口的腳，可使內臟功能活潑化是維持健康最適合的方法。

以凌晨四點起，氣從中焦出發，經過肺經、大腸經、胃經、脾經、心經、小腸經、膀胱經、腎經、心包經、三焦經、膽經、肝經，又回到肺經如此循環不已。據說繞行十二經絡回到中焦的循環大約每二十四小時反覆五十次。

而每天各有二個小時是這個經絡的氣達到最尖峰，氣在二十四小時不間斷地暢流，到達尖峰的十二小時之後，則相反的是層級最低的。

除了十二個經絡之外，還有從腳經由身體前側通向頭部的任脈，以及從頭後側到達腳的督脈，合起來有十四個經絡，共計有四百個以上的經穴（穴道），我認爲經絡等於是電車的線路，而經穴則是車站。經是主流、絡是支流、穴道則是指其交接點。

因此氣（熱能 energy），按照一定的秩序而循環體內，此一循環很調合順暢才重要。萬一此秩序大混也會形成病症之因。

例如，我們會討論一個帶有殺氣的人，或者我們會感到周遭有人氣等，這都是氣的傑作，幾乎所有的物質均有氣的存在。

又如看了花、石頭、繪畫或扁額，從中汲取元氣能源，但這種感覺的強弱程度則因人而異，也就是感不感覺到之差異，跟此人的循環好壞有關。

在中醫上所說：「氣循環就是血循環」，但此一部份尚未得到科學的證明，只是中國五千年的睿智，使人不得不承認氣的存在。因此我們可以認定有了氣，以心臟為始的其它臟器才能以最好的方式參與生命的活動。

陰陽平衡原理

在氣循環中，我們已提到陰陽，下面將詳細說明之。

中醫認為人的身體和大自然有密切的關係。

像行星是以太陽為中心而相互影響般，人的身體也是從頭頂到腳尖為止，均不是各自獨立的器官，而是相互關連的，在一定的法則下維持平衡。

像陰陽的想法即為其中之一。

我們的生活中有喜悅、也有悲哀，在有光線的地方就會形成影子，睡醒起來就會活動，而有了睡意就非睡覺不可。天和地、左和右、表和裡，無論什麼均是成雙配對地才可存在，任何一方缺一不可。

簡單地說，此方式即是陰和陽。而陰陽也是思考事情、健康的根本。

防衛體外而活潑的一方叫「陽」，位於身體的深處且蓄存生命原動力之精氣者

「陰」和「陽」

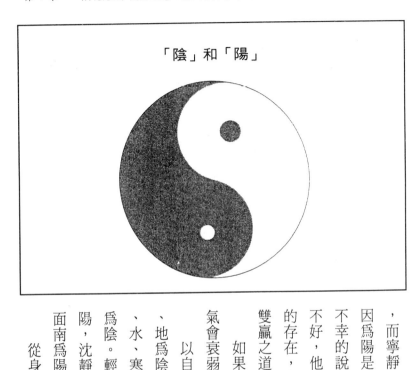

，而寧靜的一方爲「陰」，然而並沒有因爲陽是活潑所以幸福；陰是寧靜所以不幸的說法。無論那一方太強或太弱均不好，他們彼此互爲對手，才發現自己的存在，在互通有無之下保持平衡才是雙贏之道。

如果陰陽分離，互別苗頭的話，精氣會衰弱，甚至危及性命。

以自然界爲例來加以說明，天爲陽、地爲陰。太陽、光爲陽，月亮、暗淡、水、寒冷爲陰。另外乾燥爲陽，潮濕爲陰。輕爲陽，重爲陰。興奮、活動爲陽，沈靜、睡眠、滋養爲陰。在方向方面南爲陽、北爲陰。左爲陽、右爲陰。

從身體的構造上來看，在氣（熱能

）循環中曾提到過，位於身體外側的皮膚、肌肉爲陽、內部的臟器爲陰。

膽囊、小腸、胃、大腸、膀胱、三焦（上焦＝食道下端和胃的噴門，中焦＝胃的中央部和幽門，下焦＝輸尿管的下口和膀胱的上口）合稱爲六腑屬於陽。

肝臟、心臟、脾臟、肺臟、腎臟、心包（心臟包膜）合稱爲六臟屬於陰。至於身體的前後，背部爲陽、腹側爲陰，再以上下區分，以橫隔膜爲界，上爲陽、下爲陰。男性爲陽、女性爲陰。

此外，男性的背部雖爲陽，但若面對太陽，此時的背則爲陰，彼此之間是相對性的，同一樣東西時陰時陽，時陽時陰。

然而考慮到自然界和人類的平衡問題，雖然太陽光普照大地上所有的人們，平等地養育萬物，還具有殺菌效果之太陽光，隨著臭氧層的破壞而時強時弱也形成問題。因此，太陽光的平衡正一點一點地慢慢影響整個地球並禍及地球。

當然，植物也會帶來影響，包括米在內，食物要吃當地當季是最理想的，但如今有溫室栽培，又因保存方式的進步，結果季節已無關緊要，隨時隨地均可吃到食物。

再說在進口的食品均垂手可得的時代裡，現今的日本所有食品項目中有五一％

屬於進口食品的事實，真令人無法不擔心。

在中國的『皇帝內經』中教我們：「來自大自然的邪氣是病因，但順應季節的變化而生活即可避邪，此外恬淡無欲之人其體內的榮氣循環不停，衛氣則可防衛體表。」

據說人類原本即有真氣，以及圍繞環境而來的邪氣（外邪、內邪）。而從外界入侵的外邪包括六氣（風、寒、暑、濕、燥、火），也指人們的七情（喜、怒、憂、思、悲、恐、驚），因此同時教導我們要順應季節，充滿真氣，健康的過日子。

面對當今飲食文化的急遽變化，大自然遭受破壞，戴奧辛的污染等圍繞地球環境的惡化，關於此，每一個人都要認真地去思考這個問題。

再看看家庭內的平衡，丈夫爲陽、妻子爲陰，男孩爲陽、女孩爲陰。雖然我們一般均沒有特別意識到，也照樣過著正常的家庭生活，但不論夫婦或親子之間，萬一因爲憎恨而有不公平的對抗意識時，此時陰陽的平衡就崩潰了，家庭就變成意見不一，分崩離析，永無寧日了。

陰陽的觀念不止運用於家庭內，連公司內等的人際關係也有密切的關係。

此種陰陽的交流是靠著氣而運行。日文說：「病氣」代表「氣」生病了，可見一面維持健康之本在於陰陽調合，另一面則使血液能上下左右地交流，又使陰陽（氣）的內（榮氣）、外（衛氣）能交流，使其平衡的層次更上一層樓。

頭部爲陽、腳部爲陰，因此，頭腦沒有發出命令，手腳就不會動；反之手腳得到之感覺若無法正確傳達到大腦，健康會崩潰。若血液沒有上下，內外的陰、陽交流，把熱能搬運到全身去的話，腳會懼冷、頭會發燙，全身的平衡失調而生病。

而按摩腳底的行爲會刺激身體的末端神經，使血液循環活潑化，讓各器官正常地起作用。例如刺激陽，即可發揮陰的功能，如此，方可透過人們擁有的自我治癒力，建立不易生病的身體。此外對於正在生病中的人們，也有助於提升治癒力，導向早日康復。

陰陽五行說

五行說是中國古老的想法，它把宇宙間的種種自然現象劃分五類，以強調「五行的運行說」。

大自然是由五種元素所構成的，即木、火、土、金、水，行則是指「運動」。

相生是指：「木生火而燃，火燒燼而成土，土中有金屬，金屬溶於水，具有豐富礦物的水而培育出木」的想法。

至於相剋是指：「木從土中奪取養分、土扼止住水的流動，水把火給熄滅，金被火溶化掉、金可砍倒木」的想法。

亦即當循環變弱，想恢復正常時，要「相生＝相輔相成」，至於太強須壓抑時，則要「相剋＝互相抵制」。

此五行的關係正足以說明人類臟器的功能，也是重要的法則。內臟器官的六臟爲陰，六腑屬於陽，因此要保持臟器的陰陽調合。

屬於木的肝臟爲陰，膽囊爲陽，屬於火的心臟爲陰，小腸爲陽，屬於土的脾臟爲陰、胃爲陽，屬於金的肺爲陰，大腸爲陽，屬於水的腎臟爲陰，膀胱爲陽。

在二〇四頁中圖示五行的關係，他們彼此之間存在著不可思議的關係，圖中以實線相連代表相生的臟器，虛線即爲相剋的關係。在相剋時，五行所代表的各個臟器，每相隔一個會發生關係。

若關係順利的話，身體就健康，如果平衡失調時會連鎖性的惡化。

例如：心臟的肌肉活動平衡崩潰時，會影響到給予循環的氣、血、水的量，使

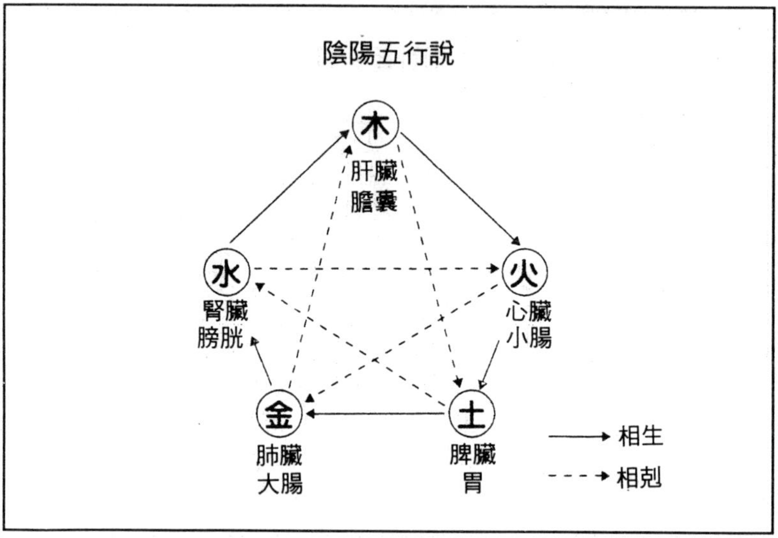

陰陽五行說

脾臟的狀況變壞，但此症狀的病因並不在脾臟本身，只要把成爲病因的心肌活動加以改善，症狀自然好轉。所以才會有「眼見命在旦夕，想不到竟得救了」、「治好一個部位，連其他部位也好轉，於是身體變得更健康」等的說法。

所以說陰陽五行的法則，支配一個人的健康，其實也並不爲過。

當我們在說明雨水從天降，落到地上之後變成水蒸氣，然後蒸發到天上如此的大自然現象時，不難從中發現唯有陰陽順利交流，才能維持生命。

但願各位能好好活用相生、相剋的關係，長保健康的身體。

臟器擁有「氣血流注」的關係

中醫上有一句話：「氣血流注」，流注是指流程的順序，意味著氣、血、水均按此順序而流過。

我們人是以二十四小時為一週期，日復一日地持續過日子，並在其中規定了六臟六腑的各器官發揮功能最活潑的時間，以及安靜、休息的時間。

請看下一頁的圖，從早上七點到九點的時間最活潑起作用的是「胃」。此一時間正好是早餐時間，可見此時進早餐是最有效率且最能蓄存能量的，但有人卻不吃早餐即上課、上班去，這樣對健康非常不好。

在那之前的早上五時到七時，是大腸功能最高的時間區，在此時間區起床而健康之人，必然會養成排便的習慣。

反之，肝臟是在凌晨一時到三時，萬一肝功能降低時，在那段時間裡就無法熟睡或者容易醒來而造成睡眠不足。

同樣的道理，如果肺衰弱的話，在黎明的三時到五時間，咳嗽的現象會增多。

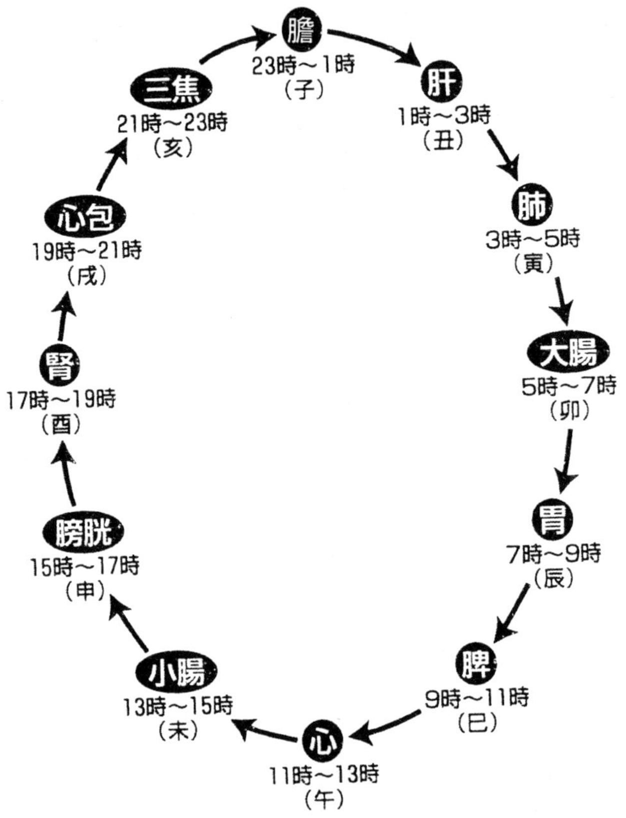
膽
23時～1時
(子)
肝
1時～3時
(丑)
肺
3時～5時
(寅)
大腸
5時～7時
(卯)
胃
7時～9時
(辰)
脾
9時～11時
(巳)
心
11時～13時
(午)
小腸
13時～15時
(未)
膀胱
15時～17時
(申)
腎
17時～19時
(酉)
心包
19時～21時
(戌)
三焦
21時～23時
(亥)

氣血流柱

雖然在白天裡有活動，有乘車等的各種動作，很難查覺出，不過我們的臟器和一天二十四小時確實密切有關，且會導致健康的身體，反之如果晝夜顛倒的話，身體當然不會健康，而影響到種種的臟器。

我們可利用這個氣血的流程，來恢復健康和美容。

例如，從下午的九時到十一時的三焦起作用時，此際新陳代謝活潑化、自我治癒力提升，因此，在此時區進行按摩或膚臉的活動，再去熟睡，將可最大限度地保持年輕。

常聽到有人在孩子發燒後的隔天早上說：「昨晚安睡了一夜，今天看來好多了。」的說法，可見在這個時間有無熟睡成爲病況好轉的標準，因此當身體失常時，若再熬夜的話，應治好的病也治不好。

所以，因爲工作或疲勞過度、壓力太大時，務必選在此時按摩腳底，並趁機好好睡眠，如此將出乎意料地很快恢復體況。

據說日本人有很多心臟系統的疾病，而心臟活潑化的時區是在白天十一時到下午一時，所以在此時區內不要作激烈的運動，好好休息才有效果，並在此時攝取午餐，從中享樂，進而小睡一番更好。

以上所說明的是腳底按摩健康法的背景之原理和理論。我們人類的身體是依靠大自然而維生的，各位讀者務必全家實踐一面服從大自然的法則，另一面建立健康的年輕身體。

第5章

如何死得安樂

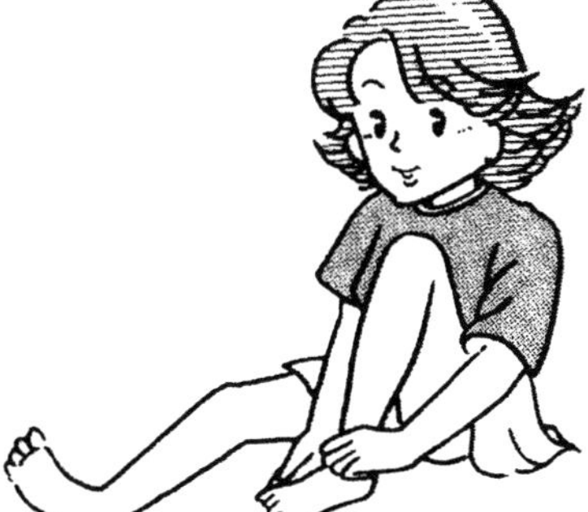

每天輕鬆且習以為常地作腳底按摩

常常有人如此質問我：「我的病在作腳底按摩之後會治好嗎？」雖然已失去的臟器不可能恢復原狀，但每天持之以恆地按摩，可減輕其他臟器的負擔，進而防止病情惡化。

若要有效的話，其必備的條件包括每天是否有反覆不斷地作腳底按摩？能否正確按摩反射區？並能幫助聚集於腎臟之廢物的排泄能力、治癒能力？是否矯正不利健康的生活習慣？

如果只是輕微的症狀，偶爾想到才作作腳底按摩，或是體況失常才去就醫的想法，病狀尚可得到改善。但換作是重症或複雜些的內臟疾病就無法期待效果。

但是每天持續地按摩，談何容易。所以撥不出時間的時候，不妨利用洗澡中把右手指的手心緊貼住左腳趾的腳底般的貼合。

接著反覆地把那手團團地轉動，指腹反挺連腳踝也團團轉的動作，之後再把左手指插入左腳背側看看。

當體況良好時，手指一下即可插入腳趾間，還能柔軟地摩擦他，但換作沒有養生之人，光是把手指插入腳趾間就大費周章呢！

然後，右手指也相同地插入右腳趾間。

透過新陳代謝淘汰細胞的速度，要看身體的部位而定。而皮膚還算是快的，它以二十八天為一週期汰舊換新，然而也有新陳代謝時間很長的部位，例如，被認為和維持健康有關且最重要的骨骼大約是二年半到三年。

有人會問：「到底要按摩到什麼時候？」

俗話說：「預防勝於治療。」

所以最理想是一輩子，每天持續地作。

但卻不需要刻意去作，只須在洗澡時加以刺激，或邊看電視邊作即可，每天持之以恆，必然會帶來諸如有良好的睡眠品質等好的影響。

希望各位作腳底按摩如同每天的刷牙、洗頭髮般的習以為常，使支撐體重、受鞋子壓迫的腳能獲得解放，進而改善血液循環，同時廢物也不會積存於腳部造成變形。

使用腳尖的意義

雖然話題偏離主題了，但以腳尖用力地走路，在日常生活中是非常重要的，除了有腳踏實地，好好走路之意義外，腳趾尖有力代表著神經遍佈全身，這和可以前瞻性思考事情有關。

再說看看最近年輕人的姿態，例如：「蹲姿」一般應該是踮起腳尖而蹲下，想不到他們竟是腳心緊緊貼在地面上。而且無論在電車內，或月台上，毫不在乎地或坐或蹲，一副目中無人的樣子。

同樣是蹲下的動作，踮起腳尖時體重在前，但是，腳心貼地時的體重則完全在身後，有人甚至形容那種動作爲「人類滅亡前一刻的姿態」。

若把體重放在腳尖的狀態時，不管下一個姿勢爲何，均可以很迅速的行動，這正是前瞻性的動作。如果換成體重放在後方，那是被動的狀態，甚至使人連想到無精打采的感覺。

如此看來，現代的年輕人無論在精神、性格上都是非常被動，好像生活在只有接受的環境中，你要推一下，他才動一下，根本沒有採取前瞻性、發揮原創、執行的姿勢，這在「蹲下」的姿態中清楚地表現出。

身體若不使用便會老化，即使是年輕人也不例外，所以才增加雖是年輕人，但身體跟中老人無異。

我認爲腳左右了一個人的壽命，此話並不爲過，所以奉勸各位在家不分老幼，均須仔細好好作腳底按摩。

有關飲食的想法

這裡將提到飲食生活。

在飲食生活中平衡最重要，至於最理想的進食方式是吃當地、當季的食物，且只吃六分飽最好。而植物有陰陽，身體也有陰陽，進餐時間也須有規則（關於陰陽法則於第四章已詳細說明）。

原本每一個人均有與生俱來，不同於別人的體質，或在成長階段中受傷，或因生病體質也會改變，但基本的體質分爲實陽（夏）、實陰（秋）、虛陽（春）、虛陰（冬）的體質。

＊實陽屬於熱性、非常怕熱，心焦氣躁，可是動作敏捷、腦筋清楚。

＊實陰屬於溫性、個性溫和可親，比較穩定。

＊中間（平性）能適應季節，一年四季感同身受，也穩定。

＊虛陽屬涼性，個性稍微冷寞，行動溫和。

＊虛陰屬寒性，個性冷淡既不活潑也沒有行動力。

若不考慮遺傳性體質，及後天的體質，體質屬陰的人吃下陰性的植物，會成爲病因，且一旦生病了，恢復也很慢。

例如：冬天屬陰，啤酒也屬陰，而喝啤酒之人的體質也屬陰的話，此人的身體會愈來愈冰冷，如果習慣性地持續下去就會得懼冷症，進而連血液循環也惡化，形成誘發病因之一，所以在冬天不如改喝燙過的清酒小酌一番最爲理想。

最近流行喝烏龍茶、普洱茶等各種的中國茶，及蕺菜因爲聽說對身體好而大行其道，可是這種植物屬陰，如果是熱性、溫性體質的人愛喝還無妨，但卻不適合涼性、寒性體質的人。此外提到肉類，我們會想到他含有蛋白質，其實在中國寒冷的地方會吃屬於熱性的狗肉和屬於溫性的羊肉、牛肉。至於豬肉、雞肉屬於平性，在一整年間不管什麼體質的人均可以吃。

而鴨肉、貝類，凡是海、河中的魚類均屬於涼性，蟹類屬於寒性。一般而言我們要吃跟體質相反屬性的食物。如果陰性體質的人專吃陰性食物的話，會出現不定愁訴的症狀，所以有此傾向的人，務必站在此觀點，努力矯正飲食習慣。

事實上，要分辨食物的陰性和陽性也很難，若十分介意的話，根本無法生活，唯有在面對飲食時，腦中有此想法及認識即可。

等一下，他真的是營養食品嗎？

在現今的時代中，任何食品均垂手可得，而大快朵頤一番。我們真的無法想像在四十、五十年前，有人會因營養不良而餓死。

但如今由於營養攝取過度，使得膽固醇、血糖值形成問題，才開發出低卡洛里食品，以及種種的營養食品。

據說日本人的飲食生活中欠缺鈣和纖維質（Dietry Fibre），然而不管糖份、鹽份均稍微過量了。

可是除非身體嚴重的出現體況失常，否則根本沒有必要攝取進補的營養食品，只要不偏食，好好攝取均衡的三餐，避免暴飲暴食，即可維持身體健康。而且最重要的是，設法使吃下的食品轉爲營養素，及體內積存的廢物能順利排出體外。

不作如此設想，光靠營養食品也得不到健康。與其勉強吃下營養的凝塊，不如依照平常的方式吃非人工的自然食物爲要。只是刻意避免含在食品、水、空氣、菜中的重金屬（農藥、添加物、戴奥辛等）積存於體內即可。

但願各位不管在任何時候，都不要忽略正確的飲食生活，再加上腳底按摩健康法，任何東西均吃得津津有味，當然還要順利地排泄。

傷及臟器的「手術」

根據一九九九年八月所發表的統計數目，日本的平均壽命男性是七七．一六歲，女性是八四．〇一歲，依舊是全世界最長壽的國家，真是値得誇耀。

然而醫學、醫藥品的進步，毫無疑問地對平均壽命的延長貢獻良多。

話雖如此，但疾病的本身減少了嗎?答案是沒有。在年輕的世代中增加了心肌梗塞和腦溢血的病例，據說小孩子成爲糖尿病的後補人員有一大堆，因爲癌症而死亡的人數也沒有減少。

基本上我們只要一提到生病，即站在西醫的立場接受診斷和治療，但西醫卻把人體劃分許多部分來診斷，若診斷出某一病名，即針對那個病名去治療，而不是站在整個身體的相關連性去治療。

他們幾乎只關心心臟器，如果心臟痛即醫治心臟，有噁口感即檢查胃腸，根本連想都不去想所有器官和腳密切有關。

不但如此，西醫還有一個特徵：即動不動就動手術，當然有很多時候是必須動手術的，不過現象顯示同樣多數目的不必要手術也毫不在乎地進行著。

因爲體內的器官，不管是什麼均有其存在的必要，所以如果是攸關性命的疾病則另當別論，否則身體髮膚受之父母，不可毀傷。

不要忘了唯有身體內所有的器官分工合作，才能維持健康。若少了一個臟器，其餘的器官會承受相對的負擔。

在生活中儘量不依靠「藥物」

有一位女性因爲嚴重的耳鳴和頭痛而前來求助於我，當我檢查她的腳，馬上發現耳鳴的原因，她的腳趾還真可憐，被無立椎的高跟鞋夾得緊緊的，無名腳趾甚至被二側的指頭擠到下面去。

而在此地有耳朵的反射區，也許是長年的上班女職員的生活所招致的後果，那部份既積存污穢，且皮膚也變得堅硬。

我馬上叫她換穿別種鞋，每日作以耳朵反射區爲中心的腳底按摩，不久後耳鳴自是不必說，連頭痛也治癒了。

而在她身旁有堆積如山的藥罐子，如今都丟進垃圾筒。聽她說被藥殘害的胃腸也恢復元氣，食慾也大增。藥物固然可以短暫地壓抑疼痛和病症，但經年累月地服用藥物，身體自然而然地會失去功能的意願，而削弱了功能。

稍微有噁心即吃胃藥，光依賴胃腸藥，那麼，胃酸的功能即失去平衡，除非吃藥，否則就不會分泌胃酸。

此外吸收熱能就須氧氣，而大自然的食物中也含有氧氣，吃下他們會順利被體內吸收。可是以化學成份調合的藥，進入體內使氧的平衡崩潰。

像健康食品也是相同，吃一顆檸檬勝過吃一百顆的維他命C。

稍微有些感冒就吃感冒藥，便秘了就吃便秘藥，雖然藥物並非全部都會危害人體，但亂服用藥物非常危險。

因爲西醫屬於對症療法，所以爲了治療一個個的病症，會按照症狀別去開立藥方，眼見雙手拿滿膠囊、藥錠、藥粉而吃之人，你不會覺得很恐怖呢？

任何的藥物均有不少的毒性，因此要認定他具有副作用才好。如果知道某種藥一方面有解熱、鎮痛之效，但另一方面會帶來頭暈、耳鳴之症狀及引起浮踵時，吃下這種藥，還必須吃抑制頭暈、耳鳴的藥，再吃胃腸藥，避免胃受刺激。如此如滾雪球般的增加藥量，真是嚇人。

因此，先決條件是耐心地持續採取治本性考慮身體健康的治療法，至於暫時治標的藥儘量不吃爲宜。現代人必須消除動不動就伸手吃藥的毛病。

爲了避免依賴藥物，對自己身體健康有自信，首先要作腳底按摩，趁早改造健康的身體。

如何死得安樂

提到要如何死得安樂，各位讀者會想：「什麼！」但只要想到躺在病床上，全身插滿管子，在痛苦絕望中斷氣的情景，你不覺得可怕嗎？人人莫不盼望不受痛苦煎熬、安詳長眠而逝，不是嗎？

若果將來等待你的日子不是癱瘓在床，就是非假借他人之手，否則活不下去的生活，你會作何感想。雖然目前你無法想像，但絕對不可能只有你會逃過一劫。

任誰都有可能或是癱瘓在床，或得老人痴呆症，遇此僵局，你還能說你幸福？

我之所以希望眾人能多認識腳底按摩健康法，主要是企盼能以自己的雙腳走路到生命的最後一刻，不拖累他人，在精神層面上自立而活。

至於「生病後既有醫生又有藥物可治療」的想法，如今應立即拋捨。任何的病症除非靠自身擁有的自我治癒力起作用，否則不會好轉，你所吃下營養價值高的食品，除非能順利消化吸收，否則也無法發揮功能。

你要具有「自己的健康、自己維護」的想法。

跟「治病」相比，更重要的是「建立起不容易生病的身體」。因此在退休後，只要自己的腳、腰均堅固而健康，還有什麼事不能做，任何的挑戰均可放心一試，只要能用自己的雙腳有精神地走路，那麼包括要投注時間去旅行或從事趣味活動等都大有可能。

希望在今後的高齡化社會中，能增加更多有精神的老年人，更希望年輕人從今天起保養身體，以期建立了不起的將來。

腳底按摩健康法是歷史悠久的健康法，任何人隨時隨地均可簡單操作，因此務必透過此一健康法，把全家人導向健康，不生病的開朗生活。

雖然營養重要，良好的睡眠，輕微的運動也很重要，但首先必須靠自身的雙腳站立地面，腳踏實地的走路，不是嗎？

說來真是不可思議，長年作腳底按摩之人死得安樂，甚至有人一點也不痛苦，在死前的一小時，還跟家人聊天話家常，還聽說那人在動手術時很輕鬆地帶過，連執刀醫師都大吃一驚。因此，無論如何希望你能靠自身的雙腳走路到生命的最後一刻，劃下完美的句點。

後　言

當我回想出版本書之前，到底見過多少人呢？然而地球上的人口大約六十億之多，我卻僅僅見到大約三千人，真是少之又少，這代表著不管人們多麼發憤振作，一個人能作的事仍然有限。

凡看過本書的人，應該可以充分了解，腳是能及早發現身體惡化的感應器，也是能幫助自我治癒力治療不好之處的器官。

腳底按摩是門學問深奧的健康法，但卻不能一律解明人體的功能，而且病症又有各種的原因，雖然我本身距離傳達一切真相尙離太遠，但只要從看完本書的那天起，能不斷質疑何謂腳底按摩健康法並心想：「看看腳，按按他吧！」就萬幸了。

因爲有了參予意識而開始按摩之人，其自我治癒力也於焉萌生。

我非常強烈企盼透過腳底按摩健康法使所有人都能「在有生之年，靠自己的雙腳走路」，而到斷氣的那一刻爲止，均不被痛苦、不安所襲，乾乾淨淨地朝下一世界之旅出發。

雖然這主題非常大，非我一個人所能承受，不過在經年累月的持續結果下，也得到種種良好的效果。今後將邁入高齡化社會，癱瘓在床的老人增加了，而替他看病的年輕人卻以腳開始衰弱，這時代已頗費周章了。

今後我還會見到了少人，我也不知道，但我還是會積極地推廣吳神父健康法，多一人受惠也好，我竭誠地歡迎各位的參與。

感謝幫助出版本書，並給予我和吳神父健康法際會之機會的健康器材公司峰山董事長，和從台灣來日本為日本吳神父健康法點火之官先生，以及爽快答應我的三男真已留學台灣的台灣若石健康研究的陳會長，還有在沒有教材及研討設備的環境下，在全國各地從事於腳底按摩推廣活動的先進們，在此一一由衷地感謝。

雖然我覺得實踐腳底健康法使許多人得救，但仍有二件憾事：一是商業氣息太過濃厚，使真實被扭曲，無法正確傳達；二仍有許多人並不知道此健康法，病症有增無減。

從開始推廣之初，國家的醫療費用即成問題，原本盼望能儘量減少疾病，但卻始終沒有減少。

若持續維持現況會如何呢？以劇毒的戴奧辛為首，包括水、土壤的污染等生活環境更形惡化且以地球全面的擴大規模，屆時要維持健康將更困難。

我們在推廣時打出的口號爲：「自己的健康自己維護。」但現狀顯示出一年比一年困難。然而腳底按摩健康法是以嬰幼兒即可實踐的，若往上追溯，想生下健康有活力的寶寶、健康的母體環境非常重要。

想到此，凡在生病中的人，當然會說預防生病是必須的健康法。但我們也無須認爲很難，更不要刻意而爲，只要在日常生活中邊洗澡或邊看電視，邊作即可。

對於想要學習，想體驗此法之人，或正在生病中之人，我可助其一臂之力，但在日本各地休閒性的按摩腳部治療師，卻很少是畢業於台灣研修會的腳底按摩指導者。

若對腳的健康法有興趣，又有參考意識之人，其自我治癒力會萌生，效果將更快見效。對於高齡者，或生病到了末期者執行腳底按摩健康法均爲時不晚，只要使循環更活潑，即可緩和病痛。

我的夢想是將來的日本家庭中的景象是全家學會腳底按摩健康法，等到自己無法動手時，改由家人爲我作……。

大展出版社有限公司
品冠文化出版社

圖書目錄

地址：台北市北投區(石牌)
致遠一路二段12巷1號
郵撥：0166955～1
電話：(02)28236031
28236033
傳真：(02)28272069

法律專欄連載・大展編號58

台大法學院　法律學系／策劃
法律服務社／編著

1.	別讓您的權利睡著了(1)	200元
2.	別讓您的權利睡著了(2)	200元

・生活廣場・品冠編號61・

1.	366天誕生星	李芳黛譯	280元
2.	366天誕生花與誕生石	李芳黛譯	280元
3.	科學命相	淺野八郎著	220元
4.	已知的他界科學	陳蒼杰譯	220元
5.	開拓未來的他界科學	陳蒼杰譯	220元
6.	世紀末變態心理犯罪檔案	沈永嘉譯	240元
7.	366天開運年鑑	林廷宇編著	230元
8.	色彩學與你	野村順一著	230元
9.	科學手相	淺野八郎著	230元
10.	你也能成為戀愛高手	柯富陽編著	220元
11.	血型與十二星座	許淑瑛編著	230元
12.	動物測驗—人性現形	淺野八郎著	200元
13.	愛情、幸福完全自測	淺野八郎著	200元
14.	輕鬆攻佔女性	趙奕世編著	230元
15.	解讀命運密碼	郭宗德著	200元
16.	由客家了解亞洲	高木桂藏著	220元

・女醫師系列・品冠編號62

1.	子宮內膜症	國府田清子著	200元
2.	子宮肌瘤	黑島淳子著	200元
3.	上班女性的壓力症候群	池下育子著	200元
4.	漏尿、尿失禁	中田真木著	200元
5.	高齡生產	大鷹美子著	200元
6.	子宮癌	上坊敏子著	200元

7. 避孕	早乙女智子著	200 元
8. 不孕症	中村春根著	200 元
9. 生理痛與生理不順	堀口雅子著	200 元
10. 更年期	野末悅子著	200 元

・傳統民俗療法・品冠編號 63

1. 神奇刀療法	潘文雄著	200 元
2. 神奇拍打療法	安在峰著	200 元
3. 神奇拔罐療法	安在峰著	200 元
4. 神奇艾灸療法	安在峰著	200 元
5. 神奇貼敷療法	安在峰著	200 元
6. 神奇薰洗療法	安在峰著	200 元
7. 神奇耳穴療法	安在峰著	200 元
8. 神奇指針療法	安在峰著	200 元
9. 神奇藥酒療法	安在峰著	200 元
10. 神奇藥茶療法	安在峰著	200 元

・彩色圖解保健・品冠編號 64

1. 瘦身	主婦之友社	300 元
2. 腰痛	主婦之友社	300 元
3. 肩膀痠痛	主婦之友社	300 元
4. 腰、膝、腳的疼痛	主婦之友社	300 元
5. 壓力、精神疲勞	主婦之友社	300 元
6. 眼睛疲勞、視力減退	主婦之友社	300 元

・心 想 事 成・品冠編號 65

1. 魔法愛情點心	結城莫拉著	120 元
2. 可愛手工飾品	結城莫拉著	120 元
3. 可愛打扮 & 髮型	結城莫拉著	120 元
4. 撲克牌算命	結城莫拉著	120 元

・少年偵探・品冠編號 66

1. 怪盜二十面相	江戶川亂步著	特價 189 元
2. 少年偵探團	江戶川亂步著	特價 189 元
3. 妖怪博士	江戶川亂步著	特價 189 元
4. 大金塊	江戶川亂步著	特價 230 元
5. 青銅魔人	江戶川亂步著	特價 230 元
6. 地底偵探王	江戶川亂步著	
7. 透明怪人	江戶川亂步著	

8. 怪人四十面相　江戶川亂步著
9. 宇宙怪人　江戶川亂步著
10. 恐怖的鐵塔王國　江戶川亂步著
11. 灰色巨人　江戶川亂步著
12. 海底魔術師　江戶川亂步著
13. 黃金豹　江戶川亂步著
14. 魔法博士　江戶川亂步著
15. 馬戲怪人　江戶川亂步著
16. 魔人剛果　江戶川亂步著
17. 魔法人偶　江戶川亂步著
18. 奇面城的秘密　江戶川亂步著
19. 夜光人　江戶川亂步著
20. 塔上的魔術師　江戶川亂步著
21. 鐵人Q　江戶川亂步著
22. 假面恐怖王　江戶川亂步著
23. 電人M　江戶川亂步著
24. 二十面相的詛咒　江戶川亂步著
25. 飛天二十面相　江戶川亂步著
26. 黃金怪獸　江戶川亂步著

・武術特輯・大展編號 10

1. 陳式太極拳入門　馮志強編著　180 元
2. 武式太極拳　郝少如編著　200 元
3. 練功十八法入門　蕭京凌編著　120 元
4. 教門長拳　蕭京凌編著　150 元
5. 跆拳道　蕭京凌編譯　180 元
6. 正傳合氣道　程曉鈴譯　200 元
7. 圖解雙節棍　陳銘遠著　150 元
8. 格鬥空手道　鄭旭旭編著　200 元
9. 實用跆拳道　陳國榮編著　200 元
10. 武術初學指南　李文英、解守德編著　250 元
11. 泰國拳　陳國榮著　180 元
12. 中國式摔跤　黃　斌編著　180 元
13. 太極劍入門　李德印編著　180 元
14. 太極拳運動　運動司編　250 元
15. 太極拳譜　清・王宗岳等著　280 元
16. 散手初學　冷　峰編著　200 元
17. 南拳　朱瑞琪編著　180 元
18. 吳式太極劍　王培生著　200 元
19. 太極拳健身與技擊　王培生著　250 元
20. 秘傳武當八卦掌　狄兆龍著　250 元
21. 太極拳論譚　沈　壽著　250 元
22. 陳式太極拳技擊法　馬　虹著　250 元

23. 二十四式 三十二式 太極 拳 劍	闞桂香著	180 元
24. 楊式秘傳 129 式太極長拳	張楚全著	280 元
25. 楊式太極拳架詳解	林炳堯著	280 元
26. 華佗五禽劍	劉時榮著	180 元
27. 太極拳基礎講座：基本功與簡化 24 式	李德印著	250 元
28. 武式太極拳精華	薛乃印著	200 元
29. 陳式太極拳拳理闡微	馬　虹著	350 元
30. 陳式太極拳體用全書	馬　虹著	400 元
31. 張三豐太極拳	陳占奎著	200 元
32. 中國太極推手	張　山主編	300 元
33. 48 式太極拳入門	門惠豐編著	220 元
34. 太極拳奇人奇功	嚴翰秀編著	250 元
35. 心意門秘籍	李新民編著	220 元
36. 三才門乾坤戊己功	王培生編著	220 元
37. 武式太極劍精華 +VCD	薛乃印編著	350 元
38. 楊式太極拳	傅鐘文演述	200 元
39. 陳式太極拳、劍 36 式	闞桂香編著	250 元
40. 正宗武式太極拳	薛乃印著	220 元

・原地太極拳系列・大展編號 11

1. 原地綜合太極拳 24 式	胡啟賢創編	220 元
2. 原地活步太極拳 42 式	胡啟賢創編	200 元
3. 原地簡化太極拳 24 式	胡啟賢創編	200 元
4. 原地太極拳 12 式	胡啟賢創編	200 元

・名師出高徒・大展編號 111

1. 武術基本功與基本動作	劉玉萍編著	200 元
2. 長拳入門與精進	吳彬　等著	220 元
3. 劍術刀術入門與精進	楊柏龍等著	220 元
4. 棍術、槍術入門與精進	邱丕相編著	220 元
5. 南拳入門與精進	朱瑞琪編著	元
6. 散手入門與精進	張　山等著	元
7. 太極拳入門與精進	李德印編著	元
8. 太極推手入門與精進	田金龍編著	元

・實用武術技擊・大展編號 112

1. 實用自衛拳法	溫佐惠著
2. 搏擊術精選	陳清山等著

・道學文化・大展編號 12

1.	道在養生：道教長壽術	郝　勤等著	250 元
2.	龍虎丹道：道教內丹術	郝　勤著	300 元
3.	天上人間：道教神仙譜系	黃德海著	250 元
4.	步罡踏斗：道教祭禮儀典	張澤洪著	250 元
5.	道醫窺秘：道教醫學康復術	王慶餘等著	250 元
6.	勸善成仙：道教生命倫理	李　剛著	250 元
7.	洞天福地：道教宮觀勝境	沙銘壽著	250 元
8.	青詞碧簫：道教文學藝術	楊光文等著	250 元
9.	沈博絕麗：道教格言精粹	朱耕發等著	250 元

・易學智慧・大展編號 122

1.	易學與管理	余敦康主編	250 元
2.	易學與養生	劉長林等著	300 元
3.	易學與美學	劉綱紀等著	300 元
4.	易學與科技	董光壁　著	280 元
5.	易學與建築	韓增祿　著	280 元
6.	易學源流	鄭萬耕　著	元
7.	易學的思維	傅雲龍等著	元
8.	周易與易圖	李　申　著	元

・神算大師・大展編號 123

1.	劉伯溫神算兵法	應　涵編著	280 元
2.	姜太公神算兵法	應　涵編著	280 元
3.	鬼谷子神算兵法	應　涵編著	280 元
4.	諸葛亮神算兵法	應　涵編著	280 元

・秘傳占卜系列・大展編號 14

1.	手相術	淺野八郎著	180 元
2.	人相術	淺野八郎著	180 元
3.	西洋占星術	淺野八郎著	180 元
4.	中國神奇占卜	淺野八郎著	150 元
5.	夢判斷	淺野八郎著	150 元
6.	前世、來世占卜	淺野八郎著	150 元
7.	法國式血型學	淺野八郎著	150 元
8.	靈感、符咒學	淺野八郎著	150 元
9.	紙牌占卜術	淺野八郎著	150 元
10.	ESP 超能力占卜	淺野八郎著	150 元

11. 猶太數的秘術　淺野八郎著　150元
12. 新心理測驗　淺野八郎著　160元
13. 塔羅牌預言秘法　淺野八郎著　200元

・趣味心理講座・大展編號 15

1. 性格測驗① 探索男與女　淺野八郎著　140元
2. 性格測驗② 透視人心奧秘　淺野八郎著　140元
3. 性格測驗③ 發現陌生的自己　淺野八郎著　140元
4. 性格測驗④ 發現你的真面目　淺野八郎著　140元
5. 性格測驗⑤ 讓你們吃驚　淺野八郎著　140元
6. 性格測驗⑥ 洞穿心理盲點　淺野八郎著　140元
7. 性格測驗⑦ 探索對方心理　淺野八郎著　140元
8. 性格測驗⑧ 由吃認識自己　淺野八郎著　160元
9. 性格測驗⑨ 戀愛知多少　淺野八郎著　160元
10. 性格測驗⑩ 由裝扮瞭解人心　淺野八郎著　160元
11. 性格測驗⑪ 敲開內心玄機　淺野八郎著　140元
12. 性格測驗⑫ 透視你的未來　淺野八郎著　160元
13. 血型與你的一生　淺野八郎著　160元
14. 趣味推理遊戲　淺野八郎著　160元
15. 行為語言解析　淺野八郎著　160元

・婦 幼 天 地・大展編號 16

1. 八萬人減肥成果　黃靜香譯　180元
2. 三分鐘減肥體操　楊鴻儒譯　150元
3. 窈窕淑女美髮秘訣　柯素娥譯　130元
4. 使妳更迷人　成　玉譯　130元
5. 女性的更年期　官舒妍編譯　160元
6. 胎內育兒法　李玉瓊編譯　150元
7. 早產兒袋鼠式護理　唐岱蘭譯　200元
8. 初次懷孕與生產　婦幼天地編譯組　180元
9. 初次育兒 12 個月　婦幼天地編譯組　180元
10. 斷乳食與幼兒食　婦幼天地編譯組　180元
11. 培養幼兒能力與性向　婦幼天地編譯組　180元
12. 培養幼兒創造力的玩具與遊戲　婦幼天地編譯組　180元
13. 幼兒的症狀與疾病　婦幼天地編譯組　180元
14. 腿部苗條健美法　婦幼天地編譯組　180元
15. 女性腰痛別忽視　婦幼天地編譯組　150元
16. 舒展身心體操術　李玉瓊編譯　130元
17. 三分鐘臉部體操　趙薇妮著　160元
18. 生動的笑容表情術　趙薇妮著　160元
19. 心曠神怡減肥法　川津祐介著　130元

20. 內衣使妳更美麗	陳玄茹譯	130 元
21. 瑜伽美姿美容	黃靜香編著	180 元
22. 高雅女性裝扮學	陳珮玲譯	180 元
23. 蠶糞肌膚美顏法	坂梨秀子著	160 元
24. 認識妳的身體	李玉瓊譯	160 元
25. 產後恢復苗條體態	居理安・芙萊喬著	200 元
26. 正確護髮美容法	山崎伊久江著	180 元
27. 安琪拉美姿養生學	安琪拉蘭斯博瑞著	180 元
28. 女體性醫學剖析	增田豐著	220 元
29. 懷孕與生產剖析	岡部綾子著	180 元
30. 斷奶後的健康育兒	東城百合子著	220 元
31. 引出孩子幹勁的責罵藝術	多湖輝著	170 元
32. 培養孩子獨立的藝術	多湖輝著	170 元
33. 子宮肌瘤與卵巢囊腫	陳秀琳編著	180 元
34. 下半身減肥法	納他夏・史達賓著	180 元
35. 女性自然美容法	吳雅菁編著	180 元
36. 再也不發胖	池園悅太郎著	170 元
37. 生男生女控制術	中垣勝裕著	220 元
38. 使妳的肌膚更亮麗	楊　皓編著	170 元
39. 臉部輪廓變美	芝崎義夫著	180 元
40. 斑點、皺紋自己治療	高須克彌著	180 元
41. 面皰自己治療	伊藤雄康著	180 元
42. 隨心所欲瘦身冥想法	原久子著	180 元
43. 胎兒革命	鈴木丈織著	180 元
44. NS 磁氣平衡法塑造窈窕奇蹟	古屋和江著	180 元
45. 享瘦從腳開始	山田陽子著	180 元
46. 小改變瘦 4 公斤	宮本裕子著	180 元
47. 軟管減肥瘦身	高橋輝男著	180 元
48. 海藻精神秘美容法	劉名揚編著	180 元
49. 肌膚保養與脫毛	鈴木真理著	180 元
50. 10 天減肥 3 公斤	彤雲編輯組	180 元
51. 穿出自己的品味	西村玲子著	280 元
52. 小孩髮型設計	李芳黛譯	250 元

・青 春 天 地・大展編號 17

1. A 血型與星座	柯素娥編譯	160 元
2. B 血型與星座	柯素娥編譯	160 元
3. O 血型與星座	柯素娥編譯	160 元
4. AB 血型與星座	柯素娥編譯	120 元
5. 青春期性教室	呂貴嵐編譯	130 元
7. 難解數學破題	宋釗宜編譯	130 元
9. 小論文寫作秘訣	林顯茂編譯	120 元
11. 中學生野外遊戲	熊谷康編著	120 元

12. 恐怖極短篇	柯素娥編譯	130 元
13. 恐怖夜話	小毛驢編譯	130 元
14. 恐怖幽默短篇	小毛驢編譯	120 元
15. 黑色幽默短篇	小毛驢編譯	120 元
16. 靈異怪談	小毛驢編譯	130 元
17. 錯覺遊戲	小毛驢編著	130 元
18. 整人遊戲	小毛驢編著	150 元
19. 有趣的超常識	柯素娥編譯	130 元
20. 哦！原來如此	林慶旺編譯	130 元
21. 趣味競賽 100 種	劉名揚編譯	120 元
22. 數學謎題入門	宋釗宜編譯	150 元
23. 數學謎題解析	宋釗宜編譯	150 元
24. 透視男女心理	林慶旺編譯	120 元
25. 少女情懷的自白	李桂蘭編譯	120 元
26. 由兄弟姊妹看命運	李玉瓊編譯	130 元
27. 趣味的科學魔術	林慶旺編譯	150 元
28. 趣味的心理實驗室	李燕玲編譯	150 元
29. 愛與性心理測驗	小毛驢編譯	130 元
30. 刑案推理解謎	小毛驢編譯	180 元
31. 偵探常識推理	小毛驢編譯	180 元
32. 偵探常識解謎	小毛驢編譯	130 元
33. 偵探推理遊戲	小毛驢編譯	180 元
34. 趣味的超魔術	廖玉山編著	150 元
35. 趣味的珍奇發明	柯素娥編著	150 元
36. 登山用具與技巧	陳瑞菊編著	150 元
37. 性的漫談	蘇燕謀編著	180 元
38. 無的漫談	蘇燕謀編著	180 元
39. 黑色漫談	蘇燕謀編著	180 元
40. 白色漫談	蘇燕謀編著	180 元

・健 康 天 地・大展編號 18

1. 壓力的預防與治療	柯素娥編譯	130 元
2. 超科學氣的魔力	柯素娥編譯	130 元
3. 尿療法治病的神奇	中尾良一著	130 元
4. 鐵證如山的尿療法奇蹟	廖玉山譯	120 元
5. 一日斷食健康法	葉慈容編譯	150 元
6. 胃部強健法	陳炳崑譯	120 元
7. 癌症早期檢查法	廖松濤譯	160 元
8. 老人痴呆症防止法	柯素娥編譯	170 元
9. 松葉汁健康飲料	陳麗芬編譯	150 元
10. 揉肚臍健康法	永井秋夫著	150 元
11. 過勞死、猝死的預防	卓秀貞編譯	130 元
12. 高血壓治療與飲食	藤山順豐著	180 元

13. 老人看護指南	柯素娥編譯	150元
14. 美容外科淺談	楊啟宏著	150元
15. 美容外科新境界	楊啟宏著	150元
16. 鹽是天然的醫生	西英司郎著	140元
17. 年輕十歲不是夢	梁瑞麟譯	200元
18. 茶料理治百病	桑野和民著	180元
19. 綠茶治病寶典	桑野和民著	150元
20. 杜仲茶養顏減肥法	西田博著	170元
21. 蜂膠驚人療效	瀨長良三郎著	180元
22. 蜂膠治百病	瀨長良三郎著	180元
23. 醫藥與生活(一)	鄭炳全著	180元
24. 鈣長生寶典	落合敏著	180元
25. 大蒜長生寶典	木下繁太郎著	160元
26. 居家自我健康檢查	石川恭三著	160元
27. 永恆的健康人生	李秀鈴譯	200元
28. 大豆卵磷脂長生寶典	劉雪卿譯	150元
29. 芳香療法	梁艾琳譯	160元
30. 醋長生寶典	柯素娥譯	180元
31. 從星座透視健康	席拉・吉蒂斯著	180元
32. 愉悅自在保健學	野本二士夫著	160元
33. 裸睡健康法	丸山淳士等著	160元
34. 糖尿病預防與治療	藤山順豐著	180元
35. 維他命長生寶典	菅原明子著	180元
36. 維他命C新效果	鐘文訓編	150元
37. 手、腳病理按摩	堤芳朗著	160元
38. AIDS瞭解與預防	彼得塔歇爾著	180元
39. 甲殼質殼聚糖健康法	沈永嘉譯	160元
40. 神經痛預防與治療	木下真男著	160元
41. 室內身體鍛鍊法	陳炳崑編著	160元
42. 吃出健康藥膳	劉大器編著	180元
43. 自我指壓術	蘇燕謀編著	160元
44. 紅蘿蔔汁斷食療法	李玉瓊編著	150元
45. 洗心術健康秘法	竺翠萍編譯	170元
46. 枇杷葉健康療法	柯素娥編譯	180元
47. 抗衰血癒	楊啟宏著	180元
48. 與癌搏鬥記	逸見政孝著	180元
49. 冬蟲夏草長生寶典	高橋義博著	170元
50. 痔瘡・大腸疾病先端療法	宮島伸宜著	180元
51. 膠布治癒頑固慢性病	加瀨建造著	180元
52. 芝麻神奇健康法	小林貞作著	170元
53. 香煙能防止癡呆？	高田明和著	180元
54. 穀菜食治癌療法	佐藤成志著	180元
55. 貼藥健康法	松原英多著	180元
56. 克服癌症調和道呼吸法	帶津良一著	180元

57. B 型肝炎預防與治療	野村喜重郎著	180 元
58. 青春永駐養生導引術	早島正雄著	180 元
59. 改變呼吸法創造健康	原久子著	180 元
60. 荷爾蒙平衡養生秘訣	出村博著	180 元
61. 水美肌健康法	井戶勝富著	170 元
62. 認識食物掌握健康	廖梅珠編著	170 元
63. 痛風劇痛消除法	鈴木吉彥著	180 元
64. 酸莖菌驚人療效	上田明彥著	180 元
65. 大豆卵磷脂治現代病	神津健一著	200 元
66. 時辰療法—危險時刻凌晨 4 時	呂建強等著	180 元
67. 自然治癒力提升法	帶津良一著	180 元
68. 巧妙的氣保健法	藤平墨子著	180 元
69. 治癒 C 型肝炎	熊田博光著	180 元
70. 肝臟病預防與治療	劉名揚編著	180 元
71. 腰痛平衡療法	荒井政信著	180 元
72. 根治多汗症、狐臭	稻葉益巳著	220 元
73. 40 歲以後的骨質疏鬆症	沈永嘉譯	180 元
74. 認識中藥	松下一成著	180 元
75. 認識氣的科學	佐佐木茂美著	180 元
76. 我戰勝了癌症	安田伸著	180 元
77. 斑點是身心的危險信號	中野進著	180 元
78. 艾波拉病毒大震撼	玉川重德著	180 元
79. 重新還我黑髮	桑名隆一郎著	180 元
80. 身體節律與健康	林博史著	180 元
81. 生薑治萬病	石原結實著	180 元
82. 靈芝治百病	陳瑞東著	180 元
83. 木炭驚人的威力	大槻彰著	200 元
84. 認識活性氧	井土貴司著	180 元
85. 深海鮫治百病	廖玉山編著	180 元
86. 神奇的蜂王乳	井上丹治著	180 元
87. 卡拉 OK 健腦法	東潔著	180 元
88. 卡拉 OK 健康法	福田伴男著	180 元
89. 醫藥與生活(二)	鄭炳全著	200 元
90. 洋蔥治百病	宮尾興平著	180 元
91. 年輕 10 歲快步健康法	石塚忠雄著	180 元
92. 石榴的驚人神效	岡本順子著	180 元
93. 飲料健康法	白鳥早奈英著	180 元
94. 健康棒體操	劉名揚編譯	180 元
95. 催眠健康法	蕭京凌編著	180 元
96. 鬱金（美王）治百病	水野修一著	180 元
97. 醫藥與生活(三)	鄭炳全著	200 元

・實用女性學講座・大展編號 19

1.	解讀女性內心世界	島田一男著	150 元
2.	塑造成熟的女性	島田一男著	150 元
3.	女性整體裝扮學	黃靜香編著	180 元
4.	女性應對禮儀	黃靜香編著	180 元
5.	女性婚前必修	小野十傳著	200 元
6.	徹底瞭解女人	田口二州著	180 元
7.	拆穿女性謊言 88 招	島田一男著	200 元
8.	解讀女人心	島田一男著	200 元
9.	俘獲女性絕招	志賀貢著	200 元
10.	愛情的壓力解套	中村理英子著	200 元
11.	妳是人見人愛的女孩	廖松濤編著	200 元

・校園系列・大展編號 20

1.	讀書集中術	多湖輝著	180 元
2.	應考的訣竅	多湖輝著	150 元
3.	輕鬆讀書贏得聯考	多湖輝著	180 元
4.	讀書記憶秘訣	多湖輝著	180 元
5.	視力恢復！超速讀術	江錦雲譯	180 元
6.	讀書 36 計	黃柏松編著	180 元
7.	驚人的速讀術	鐘文訓編著	170 元
8.	學生課業輔導良方	多湖輝著	180 元
9.	超速讀超記憶法	廖松濤編著	180 元
10.	速算解題技巧	宋釗宜編著	200 元
11.	看圖學英文	陳炳崑編著	200 元
12.	讓孩子最喜歡數學	沈永嘉譯	180 元
13.	催眠記憶術	林碧清譯	180 元
14.	催眠速讀術	林碧清譯	180 元
15.	數學式思考學習法	劉淑錦譯	200 元
16.	考試憑要領	劉孝暉著	180 元
17.	事半功倍讀書法	王毅希著	200 元
18.	超金榜題名術	陳蒼杰譯	200 元
19.	靈活記憶術	林耀慶編著	180 元
20.	數學增強要領	江修楨編著	180 元

・實用心理學講座・大展編號 21

1.	拆穿欺騙伎倆	多湖輝著	140 元
2.	創造好構想	多湖輝著	140 元
3.	面對面心理術	多湖輝著	160 元
4.	偽裝心理術	多湖輝著	140 元

5. 透視人性弱點　多湖輝著　180 元
6. 自我表現術　多湖輝著　180 元
7. 不可思議的人性心理　多湖輝著　180 元
8. 催眠術入門　多湖輝著　150 元
9. 責罵部屬的藝術　多湖輝著　150 元
10. 精神力　多湖輝著　150 元
11. 厚黑說服術　多湖輝著　150 元
12. 集中力　多湖輝著　150 元
13. 構想力　多湖輝著　150 元
14. 深層心理術　多湖輝著　160 元
15. 深層語言術　多湖輝著　160 元
16. 深層說服術　多湖輝著　180 元
17. 掌握潛在心理　多湖輝著　160 元
18. 洞悉心理陷阱　多湖輝著　180 元
19. 解讀金錢心理　多湖輝著　180 元
20. 拆穿語言圈套　多湖輝著　180 元
21. 語言的內心玄機　多湖輝著　180 元
22. 積極力　多湖輝著　180 元

・超現實心靈講座・大展編號 22

1. 超意識覺醒法　詹蔚芬編譯　130 元
2. 護摩秘法與人生　劉名揚編譯　130 元
3. 秘法！超級仙術入門　陸明譯　150 元
4. 給地球人的訊息　柯素娥編著　150 元
5. 密教的神通力　劉名揚編著　130 元
6. 神秘奇妙的世界　平川陽一著　200 元
7. 地球文明的超革命　吳秋嬌譯　200 元
8. 力量石的秘密　吳秋嬌譯　180 元
9. 超能力的靈異世界　馬小莉譯　200 元
10. 逃離地球毀滅的命運　吳秋嬌譯　200 元
11. 宇宙與地球終結之謎　南山宏著　200 元
12. 驚世奇功揭秘　傅起鳳著　200 元
13. 啟發身心潛力心象訓練法　栗田昌裕著　180 元
14. 仙道術遁甲法　高藤聰一郎著　220 元
15. 神通力的秘密　中岡俊哉著　180 元
16. 仙人成仙術　高藤聰一郎著　200 元
17. 仙道符咒氣功法　高藤聰一郎著　220 元
18. 仙道風水術尋龍法　高藤聰一郎著　200 元
19. 仙道奇蹟超幻像　高藤聰一郎著　200 元
20. 仙道鍊金術房中法　高藤聰一郎著　200 元
21. 奇蹟超醫療治癒難病　深野一幸著　220 元
22. 揭開月球的神秘力量　超科學研究會　180 元
23. 西藏密教奧義　高藤聰一郎著　250 元

24. 改變你的夢術入門	高藤聰一郎著	250 元
25. 21 世紀拯救地球超技術	深野一幸著	250 元

・養生保健・大展編號 23

1. 醫療養生氣功	黃孝寬著	250 元
2. 中國氣功圖譜	余功保著	250 元
3. 少林醫療氣功精粹	井玉蘭著	250 元
4. 龍形實用氣功	吳大才等著	220 元
5. 魚戲增視強身氣功	宮　嬰著	220 元
6. 嚴新氣功	前新培金著	250 元
7. 道家玄牝氣功	張　章著	200 元
8. 仙家秘傳袪病功	李遠國著	160 元
9. 少林十大健身功	秦慶豐著	180 元
10. 中國自控氣功	張明武著	250 元
11. 醫療防癌氣功	黃孝寬著	250 元
12. 醫療強身氣功	黃孝寬著	250 元
13. 醫療點穴氣功	黃孝寬著	250 元
14. 中國八卦如意功	趙維漢著	180 元
15. 正宗馬禮堂養氣功	馬禮堂著	420 元
16. 秘傳道家筋經內丹功	王慶餘著	300 元
17. 三元開慧功	辛桂林著	250 元
18. 防癌治癌新氣功	郭　林著	180 元
19. 禪定與佛家氣功修煉	劉天君著	200 元
20. 顛倒之術	梅自強著	360 元
21. 簡明氣功辭典	吳家駿編	360 元
22. 八卦三合功	張全亮著	230 元
23. 朱砂掌健身養生功	楊永著	250 元
24. 抗老功	陳九鶴著	230 元
25. 意氣按穴排濁自療法	黃啟運編著	250 元
26. 陳式太極拳養生功	陳正雷著	200 元
27. 健身祛病小功法	王培生著	200 元
28. 張式太極混元功	張春銘著	250 元
29. 中國璇密功	羅琴編著	250 元
30. 中國少林禪密功	齊飛龍著	200 元
31. 郭林新氣功	郭林新氣功研究所	400 元
32. 太極八卦之源與健身養生	鄭志鴻等著	280 元

・社會人智囊・大展編號 24

1. 糾紛談判術	清水增三著	160 元
2. 創造關鍵術	淺野八郎著	150 元
3. 觀人術	淺野八郎著	200 元

4. 應急詭辯術　廖英迪編著　160元
5. 天才家學習術　木原武一著　160元
6. 貓型狗式鑑人術　淺野八郎著　180元
7. 逆轉運掌握術　淺野八郎著　180元
8. 人際圓融術　澀谷昌三著　160元
9. 解讀人心術　淺野八郎著　180元
10. 與上司水乳交融術　秋元隆司著　180元
11. 男女心態定律　小田晉著　180元
12. 幽默說話術　林振輝編著　200元
13. 人能信賴幾分　淺野八郎著　180元
14. 我一定能成功　李玉瓊譯　180元
15. 獻給青年的嘉言　陳蒼杰譯　180元
16. 知人、知面、知其心　林振輝編著　180元
17. 塑造堅強的個性　坂上肇著　180元
18. 為自己而活　佐藤綾子著　180元
19. 未來十年與愉快生活有約　船井幸雄著　180元
20. 超級銷售話術　杜秀卿譯　180元
21. 感性培育術　黃靜香編著　180元
22. 公司新鮮人的禮儀規範　蔡媛惠譯　180元
23. 傑出職員鍛鍊術　佐佐木正著　180元
24. 面談獲勝戰略　李芳黛譯　180元
25. 金玉良言撼人心　森純大著　180元
26. 男女幽默趣典　劉華亭編著　180元
27. 機智說話術　劉華亭編著　180元
28. 心理諮商室　柯素娥譯　180元
29. 如何在公司崢嶸頭角　佐佐木正著　180元
30. 機智應對術　李玉瓊編著　200元
31. 克服低潮良方　坂野雄二著　180元
32. 智慧型說話技巧　沈永嘉編著　180元
33. 記憶力、集中力增進術　廖松濤編著　180元
34. 女職員培育術　林慶旺編著　180元
35. 自我介紹與社交禮儀　柯素娥編著　180元
36. 積極生活創幸福　田中真澄著　180元
37. 妙點子超構想　多湖輝著　180元
38. 說NO的技巧　廖玉山編著　180元
39. 一流說服力　李玉瓊編著　180元
40. 般若心經成功哲學　陳鴻蘭編著　180元
41. 訪問推銷術　黃靜香編著　180元
42. 男性成功秘訣　陳蒼杰編著　180元
43. 笑容、人際智商　宮川澄子著　180元
44. 多湖輝的構想工作室　多湖輝著　200元
45. 名人名語啟示錄　喬家楓著　180元
46. 口才必勝術　黃柏松編著　220元
47. 能言善道的說話秘訣　章智冠編著　180元

48.	改變人心成為贏家	多湖輝著	200 元
49.	說服的ＩＱ	沈永嘉譯	200 元
50.	提升腦力超速讀術	齊藤英治著	200 元
51.	操控對手百戰百勝	多湖輝著	200 元
52.	面試成功戰略	柯素娥編著	200 元
53.	摸透男人心	劉華亭編著	180 元
54.	撼動人心優勢口才	龔伯牧編著	180 元
55.	如何使對方說 yes	程　羲編著	200 元
56.	小道理・美好生活	林政峰編著	180 元
57.	拿破崙智慧箴言	柯素娥編著	200 元
58.	解開第六感之謎	匠英一編著	200 元
59.	讀心術入門	王嘉成編著	180 元
60.	這趟人生怎麼走	李亦盛編著	200 元
61.	這趟人生樂逍遙	李亦盛編著	元

・精 選 系 列・大展編號 25

1.	毛澤東與鄧小平	渡邊利夫等著	280 元
2.	中國大崩裂	江戶介雄著	180 元
3.	台灣・亞洲奇蹟	上村幸治著	220 元
4.	7-ELEVEN 高盈收策略	國友隆一著	180 元
5.	台灣獨立（新・中國日本戰爭一）	森詠著	200 元
6.	迷失中國的末路	江戶雄介著	220 元
7.	2000 年 5 月全世界毀滅	紫藤甲子男著	180 元
8.	失去鄧小平的中國	小島朋之著	220 元
9.	世界史爭議性異人傳	桐生操著	200 元
10.	淨化心靈享人生	松濤弘道著	220 元
11.	人生心情診斷	賴藤和寬著	220 元
12.	中美大決戰	檜山良昭著	220 元
13.	黃昏帝國美國	莊雯琳譯	220 元
14.	兩岸衝突（新・中國日本戰爭二）	森詠著	220 元
15.	封鎖台灣（新・中國日本戰爭三）	森詠著	220 元
16.	中國分裂（新・中國日本戰爭四）	森詠著	220 元
17.	由女變男的我	虎井正衛著	200 元
18.	佛學的安心立命	松濤弘道著	220 元
19.	世界喪禮大觀	松濤弘道著	280 元
20.	中國內戰（新・中國日本戰爭五）	森詠著	220 元
21.	台灣內亂（新・中國日本戰爭六）	森詠著	220 元
22.	琉球戰爭 ①（新・中國日本戰爭七）	森詠著	220 元
23.	琉球戰爭 ②（新・中國日本戰爭八）	森詠著	220 元
24.	台海戰爭（新・中國日本戰爭九）	森詠著	220 元
25.	美中開戰（新・中國日本戰爭十）	森詠著	220 元

國家圖書館出版品預行編目資料

「腳」萬病之源／阿部幼子著／陳蒼杰譯
－初版－臺北市，大展，民 91
面；21 公分－（家庭醫學保健；70）
ISBN 957-468-111-4（平裝）
1. 按摩 2. 經穴
413.92 90019524

原書名：万病の原因は「足」だった
原著者：阿部 幼子

原発行所：株式会社 早稲田出版
版權代理：宏儒企業有限公司

「腳」—萬病之源

ISBN 957-468-111-4

著　　者／阿部幼子
譯　　者／陳 蒼 杰
負 責 人／蔡 森 明
出 版 者／大展出版社有限公司
社　　址／台北市北投區（石牌）致遠一路 2 段 12 巷 1 號
電　　話／(02) 28236031・28236033・28233123
傳　　真／(02) 28272069
郵政劃撥／01669551
E-mail／dah-jaan@ms9.tisnet.net.tw
登 記 證／局版臺業字第 2171 號
承 印 者／高星印刷品行
裝　　訂／日新裝訂所
排 版 者／千兵企業有限公司
初版1刷／2002 年（民 91 年） 1 月

定　價／200 元

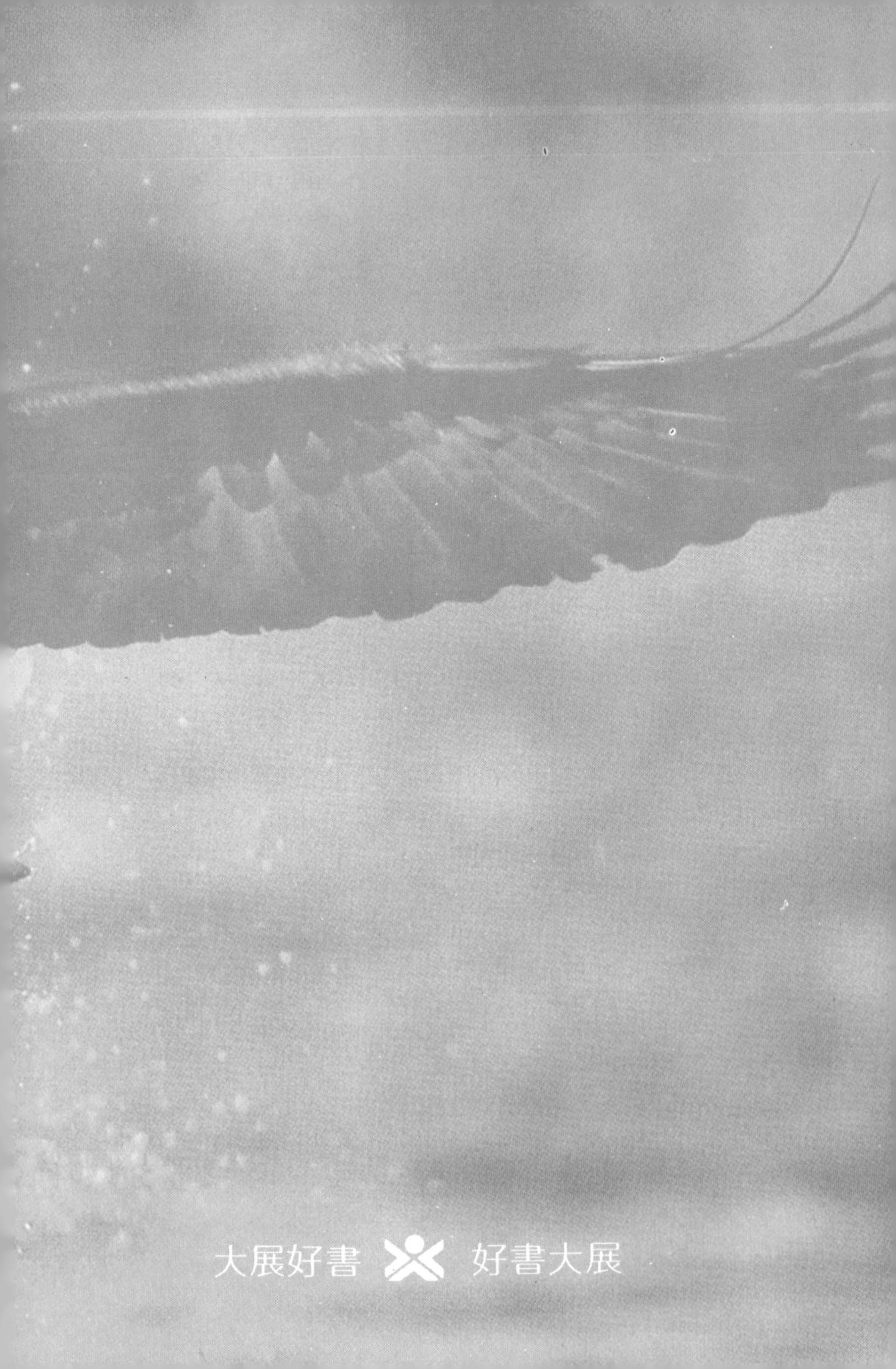
大展好書 好書大展

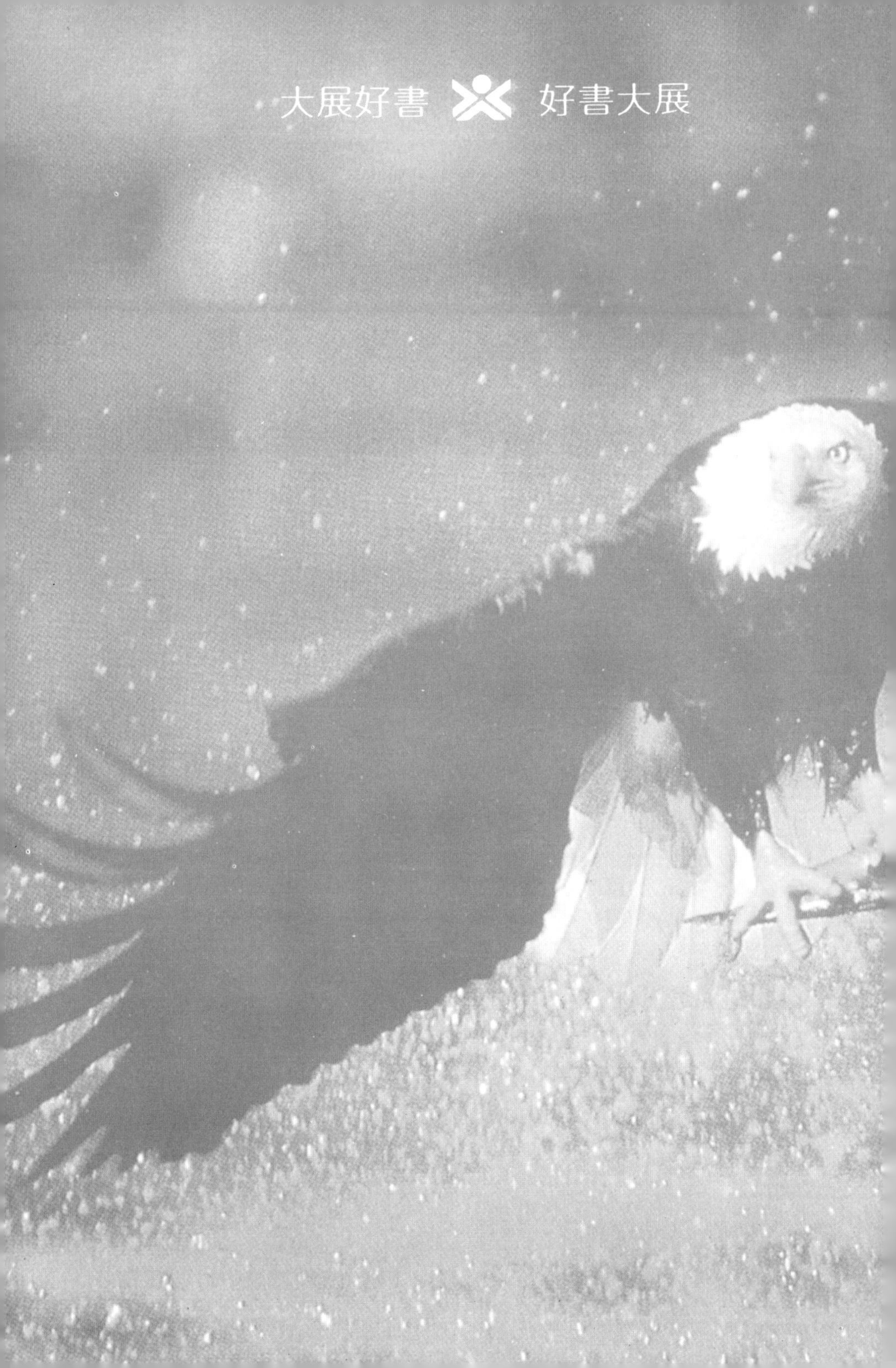
大展好書 好書大展